医者仁心 师者正道

柴嵩岩
中医妇科临床经验丛书

总主编　柴嵩岩

滕秀香　编著

柴嵩岩
卵巢早衰治验

中国中医药出版社

·北京·

图书在版编目（CIP）数据

柴嵩岩卵巢早衰治验 / 滕秀香编著 . —北京：中国
中医药出版社，2020.10（2024.5重印）
（柴嵩岩中医妇科临床经验丛书）
ISBN 978-7-5132-6214-9

Ⅰ . ①柴… Ⅱ . ①滕… Ⅲ . ①卵巢功能早衰—中医临
床—经验—中国—现代 Ⅳ . ① R271.1

中国版本图书馆 CIP 数据核字（2020）第 069576 号

中国中医药出版社出版

北京经济技术开发区科创十三街 31 号院二区 8 号楼
邮政编码 100176
传真 010-64405721
河北省武强县画业有限责任公司印刷
各地新华书店经销

开本 710×1000 1/16 印张 14 彩插 0.5 字数 190 千字
2020 年 10 月第 1 版 2024 年 5 月第 3 次印刷
书号 ISBN 978 - 7 - 5132 - 6214 - 9

定价 58.00 元
网址 www.cptcm.com

服 务 热 线 010-64405510
购 书 热 线 010-89535836
维 权 打 假 010-64405753

微信服务号 zgzyycbs
微商城网址 https://kdt.im/LIdUGr
官 方 微 博 http://e.weibo.com/cptcm
天猫旗舰店网址 https://zgzyycbs.tmall.com

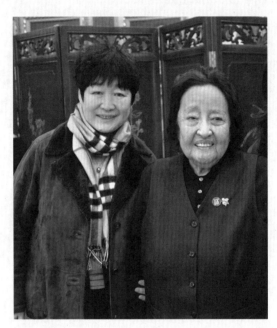

国医大师柴嵩岩与柴嵩岩学术
继承人、本书作者滕秀香合影

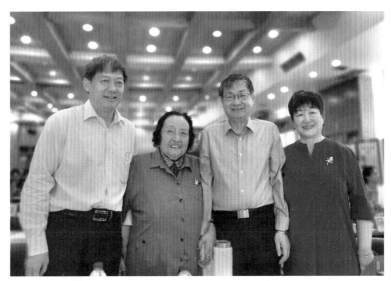

国医大师柴嵩岩（左二），与北京中医药管理局屠志涛
局长（右二）、首都医科大学附属北京中医医院刘清泉院
长（左一）、柴嵩岩学术继承人滕秀香（右一）合影

王序

"人有向上向善之心，总有为他人做点事之情"，这是已进入耄耋之年的中医老专家柴嵩岩的夙愿。她为了把60多年积累的经验总结梳理出来，不避寒暑，不顾疲劳，秉烛笔耕10多年，指导学生帮助她将中医妇科临床经验编辑为10册丛书。看着她书桌上那一笔一画撰写和反复修改的堆积盈尺的书稿，眼前便会浮现出柴老满头白发、埋首书案的身影，她的勤奋和执着令我们敬佩。

时间是宝贵的，精神是无价的。从柴老这套用心血凝成的丛书中，我们看到她"无欲无求"的无私奉献；看到她"誓愿普救含灵之苦"的"大慈恻隐之心"；看到她救死扶伤，手到病除的高超医术；看到她渴望中医后继有人，祈盼他们茁壮成长的拳拳热望；也看到她孜孜以求、精益求精、实事求是、一丝不苟的科学态度。这种精神就是我们倡导的，人们崇尚的大医精神，就是我们的中医之魂。

人才是宝贵的，像柴老这样的专家更是我们的国宝。能把他们的经验，以中医理论整理出来，继承传播下去，是民族的责任，也是世界的福音，而这经验必将随着历史的进程，随着医学科学的发展，越来越显现出其不可替代、无可比拟的价值，相对于时空的流逝，我们怎样估价都不过高，这也是我们中医人为之呕心沥血、前赴后继、倾心投入、顽强奋争的根本原因。尽管回首过去我们历尽坎坷，展望前景仍将困难重重，但是我们坚信，道路是曲折的，前途是光明的，未来的医学展现在我们面前的必然是关不住的满园春色，而中医，恰是这个大花园中最醒目、最艳丽的一枝奇葩。

每当我看到大家为振兴中医而做出的努力，都会被深深感动，中医事业太需要这样的努力，太需要这样努力的志士。为此，我借柴老的丛书面世之际，写了上面的话，与大家共勉。

王国强

2019 年 5 月

屠序

《柴嵩岩中医妇科临床经验丛书》要出版发行了。

耄耋之年的柴嵩岩先生，饱谙对中医妇科学的智慧感悟，率众继承人撰写这套丛书，是 60 余年杏林生涯的心血撷菁。

我们翩翩自乐于丛书的出版，因为在中医学的医学宝库中，国医大师柴嵩岩又续新的篇章，中医药事业薪火相传。

大师常说，我是站在巨人的肩膀上成长的。大师青年时期师承近代伤寒大师陈慎吾，学习中医经典及临床技能；获得医师执业资格后考入北京医学院"首届全国中医药专门研究人员班"，师从现代名医吴阶平、严仁英，接受西医学理论及方法论学习；20 世纪 50～60 年代，毕业后再与京城名医刘奉五、郗霈龄、祁振华、姚正平等共事于北京中医医院，受多位名家影响。这样的成长之路，使大师日后脱颖而出，形成"柴嵩岩中医妇科学术思想及技术经验知识体系"时，博采众长，兼容并收，临床实用。既有中医学师承的烙印，又体现出辩证唯物主义物质观、发展观、整体观的科学理念。

大师常说，医者要有视野与格局。医者行医，是对人的观察与研究。在相当长一段时间内，医者学的是技术，但要学"出来"，终究靠的不是单纯的医学技术。大师提倡做"杂家"，知天下事，关注经济学、政治学、法学、伦理学、历史学、社会学、心理学、教育学、管理学、人类学、民俗学、新闻学、传播学等一系列学科的动态与发展，正所谓"功夫在身外"。

大师一生怀感恩之心。感恩社会给予的成长环境，感恩前辈铺平的成长道路，感恩患者造就的成长机会，感恩团队、同道的协作铸成个人成就。

人说，万事皆有因。有信念，就有态度，就有行为，就产生结果。

我眼中的大师大概就是这样：宽以容人，厚以载物。博学成医，厚德为医，谨慎行医。

让我们细细品读《柴嵩岩中医妇科临床经验丛书》吧。

2019 年 12 月

刘序

　　我认识柴老是在多年以前，那时的她在业界和社会上已是相当有名，全国各地求诊的患者络绎不绝。由于工作繁忙，我们每次谈话都很仓促，记得柴老谈得最多的是对专业发展的思考，她"想做的事情很多"，而我总是叮嘱她要保重身体。转眼间，柴老以85岁高龄获得宋庆龄樟树奖，这是妇幼事业的终身成就奖。在颁奖致辞中，柴老提及治愈病患喜得贵子的喜悦，也谈及对妇科疾病日益增多的担忧，语言平实却感人至深，我想那是内心真感情的流露，里面"孕育"有几十年的大爱，我认为在那一刻，柴老的理想和生活达成了统一，内心是幸福和满足的，正如她自己所言这是一种"低调的殷实"。柴老60余年厚积薄发，问鼎国医大师的事业和人生之巅，此时她最大的心愿莫过于中医事业的传承，把自己的学术经验留给医院、留给后学，救助更多病患于苦难，所以总结著述是柴老多年的夙愿。经过柴老及其学术团队医帅们的努力，《柴嵩岩中医妇科临床经验丛书》喷薄而成。其中，柴氏中医妇科理论体系完整，临床经验涉猎广泛，既秉承了经典中医精髓传承，又包含了现代医学视野，是北京中医医院学术传承的代表之作，值得同道和后学很好地品读。

值此著作出版之际，特向几十年如一日奋斗在中医妇科临床上的柴嵩岩前辈致敬！

2019 年 5 月

柴序

科学是有连续性和继承性的，特别是中医学，它具有很强的实践性，具有深厚的文化底蕴，是我们中华民族独有的医学科学体系。中医学随着数千年的中国历史进程，在不断发现、积累、充实、整理的过程中，经过无数次的实践验证而日臻完善。中医学与我们这个古老民族的健康与繁衍相帮相伴，为中华民族的发展创下永难磨灭的历史功勋，是我们中华民族文化宝库中弥足珍贵的瑰宝。

在浩如烟海的中医典籍中，中医妇科学以其独特的文化视角、服务人群和实践特征崭露头角，经过无数先辈的梳理演绎、分析组合，形成一个独立的医学体系。其已经成为维护广大妇女健康的基石，并具有无限发展的前景。中医妇科学是一门完整的学科，它的特点是以深厚的中医理论为基础，依据妇女特有的生理、病理、心理特点，结合现代医学的客观状态描述，进而分析查找病因病机，综合辨证施治。中医妇科学在长期不断的实践中，探索自身规律，丰富完善理论和实践体系，是具有强大生命力的医学科学。

我在中医妇科临床一线奋斗了60余年。在60余年的学习工作中，我们看到了时代的进步、科学的普及和人们观念的更新，同时也看到由于生活习惯、社会环境、工作特色发生了太多的变化，从而引起新的疾病和人们新的痛苦。这给我们带来了新的困惑，但也是人类历史上不可避免的，了解、战胜这些疾病成为我们医务工作者不可推卸的责任。

出于职业的责任感及对妇女同胞的同情和关爱，也出于对中医的执着，我们不断地去思考，去探索，去寻求答案。正是在这个过程中，我们再度被中医传统理论所折服。中医古籍中关于"内因""外因""不内外因"实乃导致疾病发生之因的精辟论述，揭开了现代疾病的神秘面纱，指导我们再度攀上攻克疑难的高峰。中医传统理论没有过时，它是真正的不朽之作，在这条路上，我们学无止境。对中医的热爱，是我们永藏心底不变的情结。

在中医妇科临床一线的日夜实践中，我们秉承先辈们的高尚医德，体会领悟他们的经验理论，同时也在积累着对妇女特性和疾病的认知，提高着治疗和调理疾病的能力。我们把从中得到的点滴体会汇集起来，编撰了《柴嵩岩中医妇科临床经验丛书》。

本套丛书共10册，包括柴嵩岩中医妇科学术思想荟萃、柴嵩岩中医妇科舌脉应用、柴嵩岩妇科用药经验、柴嵩岩异常子宫出血治验、柴嵩岩妊娠期常见疾病治验、柴嵩岩子宫内膜异位症治验、柴嵩岩多囊卵巢综合征治验、柴嵩岩卵巢早衰治验、柴嵩岩不孕不育症治验及柴嵩岩妇科疑难验案实录等理论和临床经验。各分册以中医理念贯穿全书，综合多方文献资料和经验，以妇科临床常见病、多发病、疑难病为主，同时根据临床实际，将一些专题性的内容独立成册。例如在妇科用药经验分册中，强调依据不同疾病、体质和周期的用药基础，突出个性化药物选择的用药原则；在中医妇科舌脉应用分册中，揭示了舌象与疾病之间特殊的相关性，我们从 20 世纪 50 年代起即以舌象为诊断和用药的重要依据，并与学生用了近 40 年的时间收集、整理了相关资料近 3000 份。由于我们编写团队一直奋斗在临床一线，所以丛书的重点在临床，有相对较多的实践资料，具有较强的临床可操作性。供临床医师参考、为中医临床服务，正是本套丛书编写的宗旨。由于编写经验不足和时间有限，若书中存在疏漏之处，还请广大同道提出宝贵意见，以便再版时修订提高，我和我的学生们向大家致以诚挚的感谢！

柴嵩岩

2019 年 5 月

前言

时光荏苒，吾师柴嵩岩已至鲐背之年（年过九旬）。

柴师常说：吾一生之所幸，乃能为人治病，做自己喜欢的事儿，并有所成就。现吾尚体健，仍有余力，最大心愿，是将一生领悟之中医妇科学心得、体会，总结、归纳传给后人。

此刻，就在您翻阅这套丛书时，柴师以九十高龄帅众继承人所撰近百万字之《柴嵩岩中医妇科临床经验丛书》，已欣喜面世。

柴师崇尚"天人合一"理念。柴师云：古代医家已经认识到人与自然是一个整体，将当时的自然科学与哲学理念融合，形成了中医学最基本的理论和治疗原则——整体观和个性化。到现代社会，人类已可以借助现代技术手段，从科学角度去解释人与自然之间的关系，而不再仅仅透过表象看待事物，但人与自然、人体脏腑经脉间相互生克之整体性、协调性，依然不能被否定。

就中医妇科学而言，柴师践行中医学"天人合一"理念，具体表现在"临证顺应女性生理周期规律"。柴师创建"柴嵩岩月经生理理论""肾之四最""二阳致病""妇人三论"等学术思想；注重冲脉、阴血、肾气、脏腑功能诸要素与月经之本质关系；基于"肾气"在女性不同生命时期之动态改变，以辩证唯物主义物质观、发展观，顺应周期、顾护阴血、用药轻柔、调整气化、补肺启肾，并精于舌诊、脉诊。

柴师学术自成一家，"柴嵩岩中医妇科学术思想及技术经验知识体系"，从临床实用出发，完整而自成逻辑，在女性月经生理理论、中医病因病机理论、中医辨证思辨方法、舌诊脉诊认证技巧诸方面，充实、完善了现代中医妇科学理论，是对传统医学知识体系的创新。

柴师擅长治疗闭经、不孕症等疑难病，尤擅治卵巢早衰。《柴嵩岩卵巢早衰治验》一书系《柴嵩岩中医妇科临床经验丛书》之一，是对国医大师柴嵩岩辨证治疗卵巢早衰学术思想及临床经验较为系统的归纳、总结。本书原写作于2015年，曾于2016年出版。本次结集出版前，笔者重审原稿，做相应修改：一则融入了近年来柴嵩岩传承团队对"柴嵩岩中医妇科学术思想及技术经验知识体系"研究的最新成果；二则重写原书稿中"柴嵩岩辨治卵巢早衰医案"部分之案例分析，期待能更准确地反映柴师在每一临证不同情况下，"病机－治法－用药"之规律，即柴师辨证思辨过程；三则增加近年来相关学术发展或删减原书稿中与学术发展不符的部分段落、文字，并修改原书稿中表达欠充分、欠准确之处。

大师术精岐黄，已不缺丰碑。笔者随师学习、侍诊多年受益良多。虽才疏学浅，写作及修改本书稿时仍心怀感恩，抱认真、严谨态度，尽一己之力，期待尽量准确、完整体现柴师临证辨证思辨之精髓，以不负师望、众望。

2020 年 8 月

目录

绪言

卵巢早衰（premature ovary failure，POF），指月经初潮正常或青春期延迟，第二性征发育正常的女性，在40岁以前出现持续性闭经和性器官萎缩，并伴有卵泡刺激素（follicle stimulating hormone，FSH）和黄体生成素（luteinizing hormone，LH）升高、雌激素降低的综合征。目前较公认的卵巢早衰的诊断标准：40岁以前出现至少4个月以上闭经，并有2次或以上血清FSH > 40IU/L（两次检查间隔1个月以上）、雌二醇（Estrodiol，E_2）< 73pmol/L。

卵巢早衰发病率，国外文献报道为1.0%，国内文献报道为1.0% ～ 3.8%；在原发性闭经者中发病率为10% ～ 28%，在继发性闭经者中发病率为4% ～ 18%；40岁之前女性发病率为1%，30岁之前女性发病率为0.1%；双胎中发病率显著高于普通人群。近年来的临床及研究发现，卵巢早衰在育龄妇女中的发生率有逐年升高且发病年龄向低龄化发展的趋势。

确切的卵巢早衰发病原因至今尚未明确，可能涉及的发病原因包括遗传因素、免疫因素、代谢因素、医源性因素、感染因素及心理因素等。约半数未发现明确发病原因的卵巢早衰，称特发性卵巢早衰，占高促性腺激素闭经的81%，是卵巢早衰最常见的类型。

卵巢早衰对女性健康的影响具有多样性。这一疾病并不直接危及生命，但因发病后患者体内长期处于雌激素低水平状态，近期可出现围绝经期症状、闭经及不孕，远期预后则心血管疾病、骨质疏松症、阿尔茨海默病等疾病的发病概率增加。这改变了发病后女性的生活状态，对其生命质量形成了长期的不良影响。

卵巢早衰治愈较难，迄今为止，尚无明确、有效的治疗措施能够完全或部分恢复卵巢功能。临床一般根据患者具体情况，如年龄、病因、有无生育要求、卵巢内有无发育中卵泡及经济状况等，综合考虑确定治疗方案。

　　女性需要对自身月经生理出现的某些异常预警特征，如月经周期由正常改变为持续后错、紊乱，月经量由正常改变为持续减少等现象，引起高度重视，及时通过检查评估卵巢功能。早期诊断、早期干预治疗，可能是延缓卵巢早衰病情发展最为积极的措施。

第一章

中医学对卵巢早衰疾病的认识

一、中医学古籍对类似现代卵巢早衰疾病的相关阐述

翻阅古籍，中医学无"卵巢早衰"病名。从其疾病特点看，与古人所描述之"月水先闭""经水早断"现象相吻合，可归属"闭经""血枯""血隔""经断前后诸症""不孕症"等中医学疾病范畴。

1. 对类似现代卵巢早衰疾病之闭经现象的描述

春秋战国时期的《黄帝内经》，即已开始出现与现代卵巢早衰闭经现象相类似的描述。《素问·阴阳别论》称之"女子不月"。《素问·评热病论》谓之"月事不来"；《素问·阴阳应象大论》载："帝曰：调此二者奈何？岐伯曰：能知七损八益，则二者可调；不知用此，则早衰之节也。年四十，而阴气自半也。"这里首次提出"早衰"概念，与现代卵巢早衰疾病概念相似。

以后东汉张仲景《金匮要略》、隋·巢元方《诸病源候论》、宋·陈自明《妇人大全良方》分别提出"经水断绝""月水不通""经闭"之现象。

至清代，傅山《傅青主女科》提出"有年未至七七而经水先断者"，沈又彭《沈氏女科辑要笺正》云有"年未不惑而先绝"，其观点可以认为是与现代卵巢早衰疾病概念更为接近的认识。

2. 对类似现代卵巢早衰闭经之病因病机的阐述

《素问·上古天真论》首次提出女子从"一七"（7 岁）到"七七"之年（49 岁）的生长、发育和生殖规律，谓："女子七岁，肾气盛，齿更发长；二七而天癸至，任脉通，太冲脉盛，月事以时下，故有子……七七任

脉虚，太冲脉衰少，天癸竭，地道不通，故形坏而无子也。"这一规律阐述了肾及冲任二脉功能对女性月经生理的影响，指出可因肾气不足、天癸失养、冲任虚损发为经闭。

《素问·评热病论》载："有病肾风者……月事不来者，胞脉闭也，胞脉者属心而络于胞中，今气上迫肺，心气不得下通，故月事不来也。"提出"胞脉闭"是"月事不来"的原因。

《素问·举痛论》云："劳则气耗。"妊娠期、产褥期、产后期等用力负重，或过于疲劳，或过早操劳，伤及气血，气虚无力运血，血行不畅，甚或血滞成瘀，胞宫、冲任功能受损而发为闭经。

《素问·腹中论》首次提出"血枯"病名："病名血枯，此得之年少之时有所大脱，若醉入房中，气竭肝伤，故月事衰少不来也。"该篇并提出中医妇科学历史上第一首方——"四乌鲗骨一藘茹丸"，用以治疗血枯经闭。

《素问·阴阳别论》"二阳之病发心脾，有不得隐曲，女子不月"之记载，指出女子闭经与脾胃功能和精神情志因素有关，即与心、肝、脾三脏有关。

汉·张仲景《金匮要略·妇人杂病脉证并治》载有"妇人之病，因虚、积冷、结气，为诸经水断绝，至有历年"之论，首次提出女子闭经的三个致病因素——"虚""积冷""结气"，认为气血虚弱、寒冷积结、肝郁气滞是闭经的重要因素，并记载妇科调经之祖方"温经汤"。

隋·巢元方《诸病源候论·月水不通候》云："月水不通而无子者，由风寒邪气客于经血。夫血得温则宣流，得寒则凝结，故月水不通。冷热血结，搏子脏而成病，致阴阳之气不调和，月水不通而无子也。"提出闭经的本源在于气血耗伤，正气不足，外邪侵袭，风寒客于胞宫，致气血瘀滞，胞络不通，经水不行，其观点沿袭并发展了《金匮要略》"因虚、积冷、结气"的致病因素学说。并提出闭经"病本于胃"的病机观点："肠中鸣，则月事不来，病本于胃。所以然者，风冷干于胃气，胃气虚，不能分别水谷，使津液不生，血气不成故也。"亦云："堕胎之时，血下过少，后余血不尽，将摄未复，而劳伤气力，触冒风冷，风冷搏于血气，故令腹痛。劳伤血气不复则虚乏。而余血不尽，结搏于内，多变成血瘀，亦令月水不通也。"指出女子可因早婚多产或频繁堕胎，致气血耗伤，肝肾受病而发闭经。这种观点，与现代中医学认为滑胎及人工流产、药物流产可能导致卵巢早衰发病的观点相呼应。

至宋金时代，医家认为闭经有寒、热、虚、实四大类。宋·杨士瀛《仁斋直指方·妇人论》提出"妇人以血为本"之观点，认为经脉不行"其候有三：一则血气盛实，经络遏闭，其脉滑实见之。一则形体憔悴，经络涸竭，其脉虚弱见之。一则风冷内伤，七情内贼，以致经络痹滞，其脉浮湿见之"，提出对闭经一病通经疏利、滋养血气、解散风冷、祛瘀生热的治法。

宋·陈自明《妇人大全良方》云："若经候微少，渐渐不通，手足骨肉烦疼，日渐赢瘦，渐生潮热，其脉微数。此由阴虚血弱，阳往乘之，少水不能灭盛火，火逼水涸，亡津液。当养益阴，慎无以毒药通之，宜柏子仁丸、泽兰汤。"提出闭经阴虚血热证的病理机制及用方。认为"劳伤血气致令体虚，受风冷邪气客于胞内，伤损冲任之脉，并手太阳、少阴之经，致胞络内血绝不通故也"，继承、发展了《金匮要略》《诸病源候论》"虚""积冷"为经水不行之病机观点。

宋·陈沂撰、明·陈文昭补解《陈素庵妇科补解·调经门》提出，痰滞、肾虚、津液耗伤可引起闭经。《陈素庵妇科补解·经水不通属七情郁结方论》云："七情者，喜怒忧思悲恐惊也。七情中唯喜不伤人，余者皆属内伤。而妇人多居闺阁，性多执拗，忧怒悲思，肺、肝、脾三经气血由此衰耗。惊恐伤胆及肾，亦或十之三四。肝脾主血，肺主气，肾主水，一有郁结，则诸经受伤。始起，或先或后，或多或少，久则闭绝不行。"指出女性较男性受七情因素影响更甚，可因"七情"因素影响脏腑功能及气血运行，致月经"闭绝不行"。

金·李杲《兰室秘藏·妇人门》认为，妇人经闭不行有三论：一为"妇人脾胃久虚，或羸瘦，气血俱衰，而致经水断绝不行；或病中消胃热，善食渐瘦，津液不生。夫经者，血脉津液所化，津液既绝，为热所烁，肌肉消瘦，时见渴燥，血海枯竭，病名曰血枯经绝。宜泻胃之燥热，补益气血，经自行矣"；二为"或心包脉洪数躁作，时见大便秘涩，小便虽清不利，而经水闭绝不行，此乃血海干枯。宜调血脉，除包络中火邪，而经自行矣"；三为"或因劳心，心火上行，月事不来，安心和血泻火，经自行矣"。其进一步阐述、归纳闭经之病机乃因脾胃虚弱日久，气血津液无以生化，胞络热盛，劳心热，并提出相应治法。

明·万全《万氏女科·调经章》论及"妇人女子，经闭不行，其候有三：乃脾胃伤损，饮食减少，气耗血枯而不行者，法当补其脾胃，养其气血，以待气充血生，经自行矣"，提出"忧愁思虑，恼怒怨恨，气郁血滞而经不行"的情志因素致病病机。

明·虞抟《医学正传》云"月经全借肾水施化，肾水既乏，则经血日以干涸""夫经不通，或因堕胎及多产伤血或因久患潮热销血，或因久发盗汗耗血，或因脾胃不和饮食少进而不生血，或因痢疾失血……或因七情伤心"，指出与现代卵巢早衰疾病相类似闭经之证的病因及发病机理。

清·陈修园《女科要旨》云："古人以月经名为月信……夫五行之土，犹五常之信也。脾为阴土，胃为阳土，而皆属信；信则以时而下，不愆其期……而其统主则惟脾胃，脾胃和则血自生，谓血生于水谷之精气也。"清·张锡纯《医学衷中参西录·上第八卷》言："室女月闭血枯，服药愈者甚少，非其病难治，实因治之不得法也。夫女子不月，既由于胃腑有病，不能消化饮食，治之者，自当调其脾胃，使之多进饮食，以为生血之根本。"以上医家均认为，脾胃不足，气血化生乏源，气血亏虚，血海不充，胞宫失养，渐至闭经。

　　清·傅山《傅青主女科》提出"本于肾""经水出诸肾"之观点，认为本病并非单纯血枯肾虚所致，实则心、肝、脾之气郁多脏腑相互作用所致："经水早断，似乎肾水衰涸，吾以为心肝脾气之郁者。盖以肾水之生，原不由于心肝脾，而肾水之化，实有关于心肝脾……心肝脾俱郁，即肾气真足而无亏，尚有茹而难吐之势……执法必须散心肝脾之郁，二大补其肾水，仍大补其心肝脾之气。"其观点对现代中医学对卵巢早衰闭经之证的认识及治疗甚有启发。

　　清·陈佳园《妇科秘书八种·妇科秘书》论闭经病机与治法："经闭不行三候：一则脾胃有损伤，食少血亏非血停，急宜补脾养血，血充气足经自行。一则忧怒损肝经，肝火郁闭经始停，开郁二陈汤急用，四制女圣丸亦灵。一则体肥痰壅滞，故令经血不能通，加减导痰汤作主，多服方知药有功。未嫁愆期经忽闭，急宜婚嫁自然通。"

　　民国张山雷《沈氏女科辑要笺正·月事不来》总结历代医家治闭经之经验云："《金匮》言妇人经水不来之证，分三大纲。积冷，结气两者，皆血滞不行，于法宜通，冷者温经行血。《金匮》归芎胶艾汤，即为此证之鼻祖，而《千金》妇人门中，方药最多，皆含温辛逐瘀之法，亦皆为此而设。尧封只言肉桂一味，尚嫌未备，惟又言瘀通之后，必以养荣调之，则确是善后良图，最不可少。若气结者，自须先疏气争之滞，逍遥所以舒肝络，香附、乌药等，皆通气分而不失于燥，固是止宗。"

　　古人亦见到因饮食无规律或饮食偏嗜对女性月经生理的影响。饮食无规律，包括暴饮暴食、饥饱无常。饮食过多过饱，或饮食不足，可损伤脾胃，致气血生化乏源，后天之精匮乏，不能涵养先天之精，冲任虚损，血海不盈，发为闭经；饮食偏嗜，或喜食过寒过热，或贪食酸咸之物，损伤脾胃，致纳运失职，气血生化乏源，无血可下而致闭经。如《竹林女科证治》认为"妇人行经时及产后，过食生冷之物，而血闭发热""误食辛热之物，以致血枯，冲任伏火"。现代研究亦认为，在现代社会中，女性过食热性食品、补品及偏食的饮食习惯，可能是促进卵巢早衰发病的因素之一。

需要说明的是，中医学古籍对闭经现象的描述与记载，大部分是对古人所见闭经、不孕症等疾病的论述。这些论述所阐述的病因病机理论，涵盖了现代卵巢早衰疾病症状，但不完全等同于现代卵巢早衰疾病。

二、现代中医学对卵巢早衰疾病的认识

现代中医学对卵巢早衰病因病机的认识，基本上是基于传统中医学理论对肾气、天癸、冲任的认识，及肾与心、肝、脾、肺等脏腑功能关系的认识，由此发展而成。其共性认识在于，卵巢早衰发病以肾虚为本，以肾、肝、脾、心、肺多脏功能关系失调为标。

1. 肾气虚是发病之本

现代医学"肾"之概念，是完全的生理学、解剖学结构。其功能是通过尿的生成和排出，调节体液量、电解质、渗透压及酸碱平衡，与生殖功能并无直接关系。

中医学之"肾"，其概念内涵较现代医学"肾"的概念更为广泛，是以现代医学解剖学脏器之"肾"为中心，涵盖了现代医学内分泌系统、生殖系统、泌尿系统、呼吸系统等诸多环节，包括肾精、肾气、肾阴、肾阳等不同概念。在中医学概念中，肾与生殖功能密切相关，认为肾为先天之本、五脏六腑之根，藏真阴而寓元阳，是人体生长发育和生殖的根本所在。

中医学认为，肾气主导着人一生中各个年龄阶段的健康状况。女性月经生理及生殖功能的变化，亦与肾气由产生、渐盛、充盛、渐衰到衰竭的

自然过程呈现一致的变化规律。人之性征与生殖能力在适当时机的出现、衰退、衰竭现象，是可以观察到的判断"肾气"盛衰，以及人之生长发育及衰老程度的客观标志。

在月经产生的条件——肾气、天癸与月经、孕育的关系中，肾气之盛与衰，主宰着天癸的"至"与"竭"、冲任的"盛"与"通"，亦主宰着月经的"行"与"止"。因此，肾气虚是卵巢储备功能减退性疾病发病的根本。

2.脏腑功能失常是发病之外部条件

在肾气主导月经生理及生殖功能的前提下，肾、肝、脾、心、肺等脏腑又为月经生理及生殖功能维系正常，提供了必要的物质和气血调和的外部环境。肾与心、肝、脾、肺五脏，肾藏精，肝藏血，脾生血，心主血，肺主气，气帅血，在生理上相互依赖、相互制约。

肾："肾者。主水，受五脏六腑之精而藏之"（《素问·上古天真论》）。肾藏精，指肾具有生成、贮藏和施泄精气之功能，而以贮藏为主，使精不无故流失。精藏于肾，赖肾气之贮藏和施泄作用，发挥其主生殖之生理功能。

肾为天癸之源。天癸至则月事以时下；天癸竭则月经停。女性"一七"性征发育初始，肾气初盛，天癸尚微，无月经生理及性功能表现；"二七"肾气既盛，天癸蓄极泌至，月事以时下；"三七至四七"，随肾气之盛，每月天癸按期而至，呈现消长盈亏的月节律，经调而有子嗣；"五七至六七"，肾气虚衰，天癸亦渐竭，生殖功能衰退；至"七七"，肾气衰竭，天癸耗竭，经断无子。

肾为冲任之本。冲脉为血海，广聚脏腑之血而子宫满盈；任脉为阴脉之海，使所司精、血、津液充沛。任通冲盛，月事以时下；若任虚冲衰，则经断无子。故冲任二脉功能与月经生理关系密切。然冲任之通盛，又以肾气盛为前提。

肾为气血之根。"血之源头在于肾"（明·李中梓《病机沙篆》），"气之根，肾中之真阳也；血之根，肾中之真阴也"（清·冯兆张《冯氏锦囊秘录》）。血是月经之物质基础，气为血之帅，血为气之母。气血和调，经候如常。

肾与司月经之胞宫相系，与同起于胞中的冲、任、督脉相关。"胞络者，系于肾"（《素问·奇病论》）。肾经与冲脉下行支相并，与任脉交会于关元，与督脉同贯脊。

肾通于脑。"诸髓者，皆属于脑"（《素问·五脏生成》），"脑为髓海"（《灵枢·海论》）。肾主骨生髓通脑，脑为元神之府，月经之产生，离不开脑之调节。

肾主一身阴阳。肾之生理功能即肾气，概括为肾阴、肾阳两个方面。肾阴为阴液之根本，对机体各脏腑有滋养、濡润作用。肾阳为阳气之根本，对机体各脏腑有推动、温煦作用。肾气产生于肾精，肾精之功能表现即是肾气。肾阴与肾阳相互制约、相互依存、相互为用，维持人体生理上的动态平衡。肾阴、肾阳又为脏腑阴阳之本。肾为五脏六腑之本，为水火之宅，寓真阴而涵真阳。五脏六腑之阴，非肾阴不能滋助；五脏六腑之阳，非肾阳不能温养。"命门（即肾）为元气之根，为水火之宅。五脏之阴气，非此不能滋；五脏之阳气，非此不能发"（明·张景岳《景岳全书·传忠录·命门余义》），"命门水火，即十二脏之化源。故心赖之，则君主以明；肺赖之，则治节以行；脾胃赖之，济仓廪之富；肝胆赖之，资谋虑之本；膀胱赖之，则三焦气化；大小肠赖之，则传导自分"（明·张景岳《类经附翼·求正录》），乃肾阴充则全身诸脏之阴亦充、肾阳旺则全身诸脏之阳亦旺盛之意。

肝：肝藏血，主疏泄，喜条达，恶抑郁。肝血下注冲脉，司血海之定期蓄溢，参与月经周期、经期及经量之调节。肝通过冲、任、督脉与胞宫相通，使子宫藏泻有序。肝、肾同居下焦，乙癸同源，为子母之脏。肾藏精，肝藏血，精血互生，同为月经生理提供物质基础。肝主疏泄，肾主闭藏，一开一阖共同调节子宫，使之藏泻有序，经量如常。

脾（胃）：肾为先天之本，主藏五脏之精气；脾（胃）为后天之本，为气血生化之源。脾主运化，主中气，其气主升，具统摄血液、固摄子宫之权。脾气健运，血循常道，血旺而经调；胃主受纳，为水谷之海，乃多气多血之腑。足阳阴胃经与冲脉会于气街，故有"冲脉隶于阳明"之说。胃中水谷盛，则冲脉之血盛，月事以时下。"妇人经水与乳，俱由脾胃所生"（清·萧壎《女科经纶》引程若水），即指出脾胃在月经生理过程中的作用。

心：心属火，为阳中之阳脏。胞宫为"心肾接续之关"（清·陈士铎《石室秘录》），心气下通于肾，心肾相交，水火互济，则血脉流畅、月事如常。心主血脉，心气有推动血液在经脉内运行之作用。"胞脉者属心而络于胞中"（《素问·评热病论》），心又通过胞脉与胞宫相通。

肺：肺主气，朝百脉而输精微，如雾露之溉，下达精微于胞宫，参与月经之产生与调节。

脑：为元神之府。诸脏所主之精神活动——肾主作强出伎巧，肝主谋虑，脾主思虑，心主神明，肺主治节，均在脑主宰下，对月经之生理过程起调节作用。

故五脏各司其职，功能正常，关系协调，方可有正常之月经生理。

卵巢早衰病机以肾虚为本，涉及肾、肝、脾、心、肺诸脏。现代中医学认为，本病病机多虚实两端：虚者血海无源以泻，冲任不充，而经断无子；实者经血无路可行，冲任不畅，胎孕不受。

三、卵巢早衰中医辨证分型

由于存在对卵巢早衰病因、病机的不同认识观点，目前临床中卵巢早衰中医辨证分型结果有一定差异。其较为趋同的认识为以下证型：肝肾阴虚、肾虚肝郁、心肾不交、脾肾阳虚、肾虚血瘀证（肖承棕，《中医妇科临床研究》，北京：人民卫生出版社，2009）；肝肾阴虚、肾虚肝郁、气血虚弱、脾肾阳虚、肾阴阳两虚（中华中医药学会，《中医妇科常见病诊治指南》，北京：中国中医药出版社，2012）。

1. 肝肾阴虚证

素禀肾虚，或房劳多产、惊恐伤肾，暗耗真阴，或久病及肾，元阴亏损，或情志内伤，五志化火，内劫真阴。肝肾阴虚，精血匮乏，天癸乏源，冲任空虚，血海无源以泄致月经早绝。

2. 肾虚肝郁证

素禀肾虚，或房劳多产损伤肾气，或惊恐久病伤肾推动温煦无力，致肝郁不畅，或素体肾虚又为忿怒抑郁七情所伤，而肾虚肝郁，天癸乏源，致冲脉不充，任脉不畅，血海不能满溢而致月经早绝。

3. 心肾不交证

大病久病及肾，耗伤阴液，或房劳多产，损伤精血，肾阴亏虚，肾水不能上济心火，心火独亢，或心火下灼肾阴，使精血更虚，天癸乏源，冲任不足，血海无源以泄而月经早绝。

4. 脾肾阳虚证

素禀肾虚，或房劳伤肾，又饮食劳倦，损伤脾气，肾阳虚无以温煦脾土，脾虚无以生精益肾，导致天癸早竭，冲任空虚，血海无源以泄，月经早绝。

5. 肾虚血瘀证

素禀肾虚，或房劳多产，久病及肾，或外寒伤肾滞于冲任，气血受阻，血行不畅，天癸欠充，致冲任亏虚且瘀，血海不能满溢，而月经早绝。

第二章

柴嵩岩论卵巢早衰病因病机

一、柴嵩岩女性月经生理理论

柴嵩岩女性月经生理理论，从"经本阴血，何脏无之"（明·张景岳《景岳全书》）为出发点，以"肾之四最"学术观点为基本支撑，揭示了冲脉与阴血、肾气、脏腑功能诸要素与月经的本质关系。

柴嵩岩认为，阴血与脏腑，是局部本源与整体环境之关系。"经本阴血"，指出月经之本源即为阴血所生；"何脏无之"，非言无论任何脏腑皆有月经产生，而是说阴血在每一脏腑都有。阴血濡养五脏，阴血充盛，五脏调和，月经生理维系正常。

柴嵩岩阐述：禀受于父母之精，生命始即形成。胚胎在母体发育及人出生之后尚在孩提（女孩）之时，心、肝、脾、肺、肾五脏都已在发挥各自生理功能，而独无月经现象出现。"女子七岁……齿更发长"（《素问·上古天真论》），"孩提能悲能喜，能怒能思，而绝无欲念。其有情窦早开者，亦在肾气将盛，天癸将至之年"（清·沈尧封《沈氏女科辑要》）。这样的现象提示，女性性征之发育及月经生理的形成，是隐在的、随年龄增长而渐进形成的，即月经的产生需要条件。

1. 冲脉充盛为月经之本

冲脉起于胞中，为十二经脉之海，又称"血海"。谓之以"海"，表明冲脉之浩大。五脏六腑有余之血灌注于冲脉，脏腑功能调和，精血旺盛，则冲脉充盛。月经之血来于冲脉，冲脉不充，则月事因无血之源而不来；若经后空虚之冲脉不再得五脏六腑有余之血以补充，则因血海无继而继发闭经。应注意到，此"有余"之血，乃指各脏腑在满足完成其各自生理功能需要之外，方有力济与之血。

柴嵩岩创造性地提出"杯中之水"之喻，用以描述、理解"月事以时下"之生理过程。

一只空水杯，水被源源不断逐渐注入杯中。杯中水位增高，杯满，水溢出，水杯空；水继续被注入杯中，杯中水位再增高，水杯再满，水再溢出……周而复始，循环往复。

此喻中，柴嵩岩以水杯喻冲脉（血海）；以被注入杯中之水，喻五脏六腑有余之血；以杯中水位之高低喻阴血之充实程度。杯中之水由空、渐满、满而溢出这一过程，便犹如女性一个月经周期之血海，由空渐满、由满而溢、溢而泻下之规律的过程。

"月事以时下"，不是简单的一次或数次月经按期来潮，一定是在一段生命时期内，一个持续的周期性反复过程。这一周期性反复过程的完成，需要有规律的、持续不断的阴血充入血海。可见，阴血便是月经产生的最重要的物质基础。阴血充盛，方可有血海满盈；血海有继，方能维持月经生理周而复始。就如同杯中本无水，水无溢出可言；杯中时而有水，也可满而溢出，却无外来之水被持续注入杯中，杯中之水则不能一而再、再而三地满而溢出。故冲脉充盛为月经之本。

2. 肾气盛，地道通

再看"杯中之水"之喻。一则外来之水并不能自动进入杯中；二则杯中即便有水，如水不能达到一定水位，水亦因难以至满而不能溢出。对女性月经生理而言，冲脉为阴，处于相对静止状态。有余之血注入冲脉满溢而泻下，需要有"动力"以"鼓动"。此有余之血注入血海、血海至满而溢出泻下之"动力"，便是肾气。

地道，"下部之脉道也"（清·张志聪《黄帝内经素问集注》）。脉道，即经脉或经脉管腔，气血运行之通道。对女性月经生理而言，下部脉道，即指胞宫、胞脉。地道不通，女子月经绝止，不复下行。《素问·上古天真论》曰："七七，任脉虚，太冲脉衰少，天癸竭，地道不通，故形坏而无子也。"王冰注曰："经水绝止，是为地道不通。冲任衰微，故云形坏无子。"

由此，柴嵩岩女性月经生理中月经产生条件之"肾气盛，地道通"，可理解为：肾气属阳，肾气盛，阳气有动，伺"天癸至，任脉通，太冲脉盛"条件成熟，合胞宫、胞脉之通畅，月事方以时而下，"可见肾气未盛，癸水未足，则不生欲念也；如肾气衰，癸水绝，则欲念自除矣"（清·沈尧封《沈氏女科辑要》）。

3. 五脏六腑功能正常、关系协调，乃阴血充盛所需之外部环境

仍以"杯中之水"为喻。一只空水杯，杯中之水从何处而来？水一定来自水杯外部，即有水之源头。

"经本阴血，何脏无之。"与月经生理密切相关之心、肝、脾、肺、肾诸脏及其他各腑之储，构成了"有余之血"产生的外部环境，为阴血之本源。如此，脏腑功能正常、关系协调，则阴血充盛，杯中之水可成为有源之水。

心属火，为阳中之阳脏，心病则一身之血脉功能受累。

肾属水，为阴中之阴脏。心肾相交，水火互济，女性月经生理维系正常。

肺主气，心主血，气血相互为用，循环运行不息；肺朝百脉，与肾"金水相生"。

肾为先天之本，主藏五脏之精气；脾乃后天之源，输水谷之精微以养五脏。生命活动之维持，赖先后二天之合作。脾又统血，化生、统摄阴血。

肝藏血，肝之疏泄功能对血之布散发挥着作用，与脾统血功能相制相

承。肝为刚脏，属木，体阴而用阳，肝木需肾水涵养。肾水不足，水不涵木，则"肝无所索则急"，藏血功能受累。

故脏腑功能正常，各脏腑之关系协调，为精血充盛，有余血注入血海（冲脉）提供了机体环境，冲脉有济而"月事以时下"。脏腑功能失常，精血不充，无余血下注血海，"冲脉无所济则无所溢"。

二、柴嵩岩"肾之四最"学术思想

（一）"肾之四最"学术思想概述

关于女性月经生理产生之"动力"——肾气，柴嵩岩提出"肾之四最"观点，认为从生理规律上看，在女子不同年龄段是有区别的。

1. 肾生最先

肾为先天之本，禀受于父母之精。在胚胎形成之前即已存在，待人出生之后继得后天水谷之精充养方逐渐成熟，此乃"肾生最先"。

2. 肾足最迟

肾气禀受父母之精而来，但肾气之功能在婴儿出生之后的一段时间内并无表现，这相对于心、肝、脾、肺、肾等脏腑已在发挥正常生理功能，实在是"迟到"矣。经过"一七"肾气盛至"二七"天癸至，肾气鼓动已充实之太冲脉，胞宫胞脉畅通，方有"月事以时下"生理现象出现，此乃"肾足最迟"。

3. 肾衰最早

女子经过经、孕、产、乳阶段或屡患疾病引致体虚，肾气耗损，待"五七""六七"左右肾气逐渐衰弱，面部、头发、肌肤均已显出肾气不足之征；待"七七"左右肾气衰退，而此时人之五脏依然在正常发挥各自功能。故相对其他脏腑功能而言，此为"肾衰最早"。

4.肾最需护

由"肾生最先""肾足最迟""肾衰最早"之现象及规律，看女性生命之进程，肾气盛衰呈现出因时、因地、因生活状态而动态改变之规律。由此，柴嵩岩提出，凡治女子之症（与女性生理相关之疾病），皆需以肾气盛衰之规律为出发点，注重顾护肾气，时时补益肾气，维护气血阴阳之平衡，以维持月经生理与生殖功能正常。由此对女性而言，相对于心、肝、脾、肺等其他脏腑，"肾最需护"。

（二）"肾之四最"学术思想之创新

柴嵩岩"肾之四最"学术思想源于古人"肾生最先""肾足最迟""肾衰最早"之观点。

经考证，现存中医文献史料唯一涉及"肾之三最"观点之论述，见于清·沈又彭《沈氏女科辑要》论"经水"一节。沈氏引《素问·上古天真论》"二七而天癸至……月事以时下"之经文后加按，继有王孟英参注沈氏按曰："……盖人身五脏，唯肾生最先，肾足最迟，肾衰独早。"

近代名医何时希《女科一知集》三卷，何氏辑古人"奇经脏腑全身与月经之关系"一节，有引《素问·上古天真论》之经文"其有年已老而有子者，此其气脉常通，而肾气有余也，此虽有子，男不过尽八八，女不过尽七七"后加按曰："……故明人易思兰曾谓：肾生最先（先天之本，常先身生），肾足最迟（谓男子二八，女子二七），肾衰最早（谓男子八八，女子七七）。"可以推测，明代医家易思兰可能是最早提出"肾之三最"观点雏形者。此外再鲜有史籍对"肾生最先""肾足最迟""肾衰最早"之观点加以阐述及发挥的记载。

柴嵩岩"肾之四最"学术思想，是对古人观点之创造性发挥。其创新在于：

1. 以"经本阴血何脏无之"为基本观点，以"肾之四最"学术观点为基本支撑，创建"柴嵩岩女性月经生理理论"，揭示了阴血、冲脉、肾气、脏腑功能诸要素与月经本质之关系。

2. 脱臼于古人对"肾之三最"现象的描述，以辩证唯物主义的物质观、发展观，看"肾气"在女性不同生命时期的动态改变，将女性生理以"肾生最先""肾足最迟""肾衰最早"三个不同时期区分认识；以辩证唯物主义的整体观，提出在女性生命全周期"肾最需护"之"四最"观点，将女性病理分不同年龄段"同病异治""异病同治"。

3. "柴嵩岩女性月经生理理论"及"肾之四最"学术思想，与其后形成的"二阳致病""妇人三论"等理论学说；以顺应周期、顾护阴血、用药轻柔、调整气化、补肺启肾为特色的临床思辨、治法、用药经验；"柴嵩岩妇科病'舌象、脉象－病机－治法－用药'规律"，共同组成了"柴嵩岩中医妇科学术思想及技术经验知识体系"。这一体系，完整而自成逻辑，是对传统中医学知识体系的发展与创新。

三、柴嵩岩女性月经生理理论及"肾之四最"学术思想之临床应用

基于柴嵩岩女性月经生理理论及"肾之四最"学术思想，柴嵩岩提出对妇人之症（与女性生理相关的疾病）之总体治疗原则：不同年龄段，肾气盛衰程度不同，"同病异治""异病同治"。即：不同年龄阶段之女性，同一疾病之病理改变之生理基础不同，辨证时须充分考虑到女性不同时期肾气之不同特点，组方用药方具有针对性。

1. "一七" 阶段

"一七" 为女子生长发育初期。此阶段肾气尚未充实，易受其他因素干扰。宜保护肾气的稳定，养益冲任，最忌兴阳。具兴发之性之品，如禽类、虾皮、海米、羊肉等，其性温热，多服或久服恐有兴阳之弊，年少女子尤应慎用。柴胡味微苦，性平，禀少阳生发之气，"其气于时为春，于五行为木"（清·张锡纯《医学衷中参西录》）。因有升阳之性，可启动肾阳，致相火不安或妄动，此年龄阶段须谨慎用药。小儿属稚阴稚阳之体，肾阴尚未充盛，肾气过早充盈，气旺化火，肾阴原本未足，无力制约，相火偏亢。过早启动肾阳，违背正常生理状态之协调，或可致小儿性发育过早，从而影响其骨骼、身心诸方面正常发育。

2. "二七" 阶段

此阶段 "天癸至" "任脉通" "太冲脉盛" "月事以时下"。月经来潮是青春期性成熟开始之临床标志。虽意味着开始排卵、已有生殖能力，但因病理改变可能是无排卵周期，或虽有排卵亦无健全之黄体形成，而多无受孕能力，即所谓 "肾生最先" 但 "肾足最迟"。此期治法当以复阴阳平衡为要，选药勿过用温补之品以耗伤阴血，勿过用寒凉之品以克伐肾气。

3. "三七" 至 "五七" 阶段

此阶段为育龄期，"肾气平均" "身体盛壮"。本应肾气充足，但因生理性耗损，如经、带、胎、产；以及房劳、流产等病理性损伤，"阴常不足"。治法需注重阴血及肾气之保护。常选女贞子、枸杞子、何首乌、桑寄生、杜仲、菟丝子之品养血补肾。所选之药均无凝滞之性，达补而不滞之效；或选太子参、茯苓、山药、白术等健脾之品益气，助气血化生；或选北沙参、麦冬、百合，金水相生，补肺阴以启肾阴。用药注意避免损伤肾气，慎用破血行血、辛温耗散以及苦寒、兴阳之品。

4. "六七"至"七七"阶段

"六七"见"三阳脉衰于上，面皆焦，发始白"；"七七"见"天癸竭，地道不通，形坏无子"。此期进入围绝经期，显现衰老之象，相对其他脏腑，肾之功能衰退尤为明显，所谓"肾衰最早"因而"肾最需护"。此时肾阴匮乏，抑或因水亏不能上制心火而出现心肾不交之病理改变，见五心烦热、失眠多梦等症。故治法在注重补肾顾护阴血之同时，亦需考虑交通心肾，清泻虚火，以调整阴阳之平衡。常用药女贞子、墨旱莲、莲子心、浮小麦、远志、百合、合欢皮、绿萼梅、地骨皮、莲须、月季花等。此期用药慎用破血行血、通利泻下、辛温耗散之品。平素注意健脾养胃，顾护后天之本，以保气血生化之源，恪守"治未病"之原则。

四、柴嵩岩对卵巢早衰病因病机的认识

（一）卵巢早衰发病原因

论及卵巢早衰发病原因，柴嵩岩提出"因逆"因素致病的病因观点。

所谓"逆"，即与正常之状态、过程、流程相反的行为、习惯或环境因素，如因郁、因滞、因气、因寒、因毒等因素，涵盖了中医学"七情""六淫"发病因素。

1. 因"郁"致病

在这里，"郁"是指女性特有之性情。女子性情，与妇人之症的发病密切相关。

在古时，医家常将妇人之症的病因，归结为一个"郁"字。

明·张景岳《景岳全书·卷之三十八人集·妇人规上·总论类》之

"论难易"引谚语云："宁治十男子，莫治一妇人。"并谓："此谓妇人病不易治也。何也？不知妇人之病，本与男子同，而妇人之情，则与男子异。盖以妇人幽居多郁，常无所伸，阴性偏拗，每不可解。加之慈恋爱憎，嫉妒忧恚，罔知义命，每多怨尤。或有怀不能畅遂，或有病不可告人，或信师巫，或畏药饵，故染着坚牢，根深蒂固，而治之有不易耳，此其情之使然也。"

囿于古时之历史、文化背景，女性多深居简出，生活范围局限；又常一夫多妻，心中积郁爱恨情仇之情绪常无以表达而内结。"郁"积日久，至"每不可解""每多怨尤"时发为妇科病，"染着坚牢"而且"根深蒂固"。

现代女性的社会地位及生活环境已与古时完全不同，"郁"的含义已有所不同，但女性情绪易变、常难以控制的性情特点并未完全改变。

明·张景岳《景岳全书·卷之三十八人集·妇人规上·总论类》之开篇"妇人九证"亦指出："妇人诸病，本与男子无异，而其有异者，则唯经水、胎、产之属……凡此九者，乃其最切之病，不得不另详方论。"

这段论述则启示后人，妇人之症，又与女性之特殊之月经生殖生理有关。因为有"经""胎""产"等不同于男子的特殊生理，女性在疾病的认证与治疗方面，与男子有异。

故柴嵩岩提出，仅用"郁"指妇人之症的唯一原因，显得不够全面、客观，女子之"郁"是妇人之症的重要外因。此外，还需从内因——女子特殊月经生殖生理着手，对妇人之症加以认识。

2. 阴血耗伤

本章之"阴血耗伤"概念，特指女性因非病理（除外疾病、手术、产育等原因）因素导致的阴血耗伤。这些非病理因素，主要指女性在日常生活中某些不恰当的生活状态因素，如过度运动、节食减肥、过度的情绪变化、房劳多产及其他不良生活习惯。这种非病理因素，导致了一个阴血渐渐流失的过程，日积月累，终致阴血耗伤。

女性有经、孕、产、乳的特殊生理现象：月经以血为物质基础；孕期以血养胎；分娩赖气血化为产力并需阴血濡润产道；产后乳汁与血同源，这其中每一生理过程均以血为用而在耗血。"妇人所重在血，血能构精，胎孕乃成。欲查其病，唯以经候见之；欲治其病，唯于阴分调之"（明·张景岳《景岳全书·妇人规》）。这里所谓"唯于阴分调之"，即强调治疗女性疾病，重在调理阴血。

女性因经、孕、产、乳特殊生理，本已阴血耗伤。而现代社会生活环境、生活方式、生活节奏的改变，又往往使女性承受更大强度的生活和社会压力，处于阶段性甚或长期精神紧张、劳累过度、起居不规律性的生活状态。这种生活状态，作为"因逆"致病因素，又可进一步加重阴血耗损。

在现代社会中，女性非病理性"因逆"因素致阴血耗伤，主要有以下几种情况：

（1）出汗伤津　如经常剧烈、过度运动。中医学认为，汗为津液所化，汗出过多则耗津，"血汗同源"，津耗则血少。若常汗出过多，津液大量损耗，致渗入脉内之津液不足，甚或致脉内阴血渗出于脉外，便可致血脉空虚、津枯血燥之病理改变。

（2）节食减肥　中医学认为，人之气血，赖后天水谷精微不断化生以充养。节食减肥，少进食甚或不进谷物，脾胃损伤，不能化生水谷精微，致气血乏源而不足。

（3）情志不舒　七情过度，超越承受限度并持久不能平定，将导致神志散乱，气血失调，内脏不安，发为各种疾病。平素情绪急躁，久之成肝气不舒。肝气不舒，日久郁而化火，热灼津液，致阴血耗伤；肝郁可致脾虚，脾虚运化不利亦致气血生化乏源。

（4）**房劳多产** 房事不节、淫欲过度或过多产育，亦加重阴血耗伤。

（5）**阴血暗耗** 现代职业女性，多有劳累过度、久视、熬夜、用脑过度、饮酒、进补等生活史。不良的起居、饮食、生活习惯，均可致阴血耗伤而致血之不足。因这种阴血耗伤是在长期生活中不知不觉地、渐渐地日积月累而成，故称"阴血暗耗"。劳力过度，耗气伤血，久之气虚血亏；劳心太过，阴血暗耗，心血亏虚。

3. 七情内伤

"七情"亦是一种"因逆"致病因素，可促使卵巢早衰发病。

七情原本是人对外界事物或生活环境中各种影响的精神、情志反应，属正常精神活动。现代社会生活节奏紧张，职业女性接受外界事物、生活环境的突然、强烈、长期性情志刺激或已成为生活常态。情志刺激作用程度超出人之生理所能承受、调节范围时，则可引发阴阳、气血失调，脏腑、经络功能紊乱。

从临床看，确可在一部分卵巢早衰患者病史中发现其发病前曾有处于精神紧张及情绪焦虑、抑郁的生活状态史；或曾遭遇过应激事件致情绪一时难以排解的发病史。情志不舒，肝失疏泄，气机郁结，郁久化火，暗耗气血；气血不足，不能荣肾填精，滋润冲任，下养胞宫胞脉；肝失条达，中焦升降纳运之功乏力，纳谷运化功能低下，精微不生，气血亏虚，天癸匮源，冲脉精血竭，任脉之气衰，胞宫胞脉失养，肾 – 天癸 – 冲任 – 胞宫不能协调一致维系正常功能，致经血无主，血海空虚，发为卵巢早衰。

4. 六淫侵袭

风、寒、暑、湿、燥、火之六淫，也是一种"因逆"致病因素，可促使卵巢早衰发病。

（1）**六淫因素之现代内涵** 至现代，"六淫"的范畴更为广泛，除指气候、居住环境等因素外，还涵盖生物（细菌、病毒等）、物理（辐射、声、光、电）、化学（食品、药物、化学制剂）、创伤（手术）等多种现代环境因素。新的环境因素在现代社会生活中广泛存在，对脏腑功能影响较古代更为复杂。

因此，柴嵩岩提出，应重新审视"六淫"于现代社会新的外延与内涵，重视"六淫"因素对卵巢早衰发病的影响。

（2）六淫因素与月经生理　六淫侵袭，毒邪循胞脉下袭胞宫，损伤冲任，干扰胞宫经血盈溢，致经水当至未至，或至而时断，或月水不下；或感染时毒，毒邪损害胞宫胞脉，损伤冲任，致任脉之气难通，冲脉精血难盛，血海无继，肾气、天癸、冲任、胞宫不能建立正常的调节反馈功能，经血产生受阻，经水早绝。

（二）卵巢早衰病因病机

柴嵩岩认为，阴血不足、肾气亏虚、脏腑功能失调，是卵巢早衰发病的主要病机。

1. 阴血不足

月经之血来于冲脉，冲脉不充，月事不来。素体血虚，或久病伤血，营血亏虚；或产育过多，耗伤阴血；或饮食、劳倦、思虑伤脾，脾虚化源不足，冲任血海不充，血海不能按时满溢，致周期延后、经量少甚至闭经。

2. 肾气亏虚

"七七"之女子，因任脉虚、太冲脉衰少，天癸竭，肾气衰，地道不通而出现生理性断经，是正常的生理进程。"二七"至"七七"之女子，则可因肾气亏损，精血匮乏，源断其流，冲任二脉失养，血海不足而在未至绝经年龄时过早绝经。

3.脏腑功能失调

《素问·咳论》有"五脏六腑皆令人咳"之说。基于对脏腑功能与女性月经生殖生理关系之认识，柴嵩岩则提出，"五脏六腑，皆可令女人致月经病"。

诸脏腑中，柴嵩岩更强调肝、脾、心之功能对卵巢早衰发病的作用。

肝藏血，主疏泄，性喜条达，体阴而用阳，具有贮藏血液和调节月经周期、月经血量之生理功能。肝气郁结，血为气滞，瘀阻冲任；肝郁乘脾，脾失健运，湿从内生，湿郁化热，湿热蕴结胞中，或湿热瘀结，瘀阻冲任，冲任不畅；素体肝肾阴虚，或失血伤阴，或热病伤阴，肝阴不足，冲任亏虚，血海不盈。以上种种，均因肝之功能异常而影响冲任，冲任瘀阻或不足，发为经水早绝。

脾为后天之本，气血生化之源。脾气素虚，或饮食失宜、劳倦过度伤脾，或木郁侮土，致脾虚气弱，健运失常，气血生化不足，进而冲任亏虚，血海不盈致经水早绝。

"心主神明""心主血脉""胞脉者属心而络于胞中"。忧愁思虑，积郁在心，心气不得下通于肾，胞脉闭阻，可致经水早绝。

第三章

柴嵩岩论卵巢早衰治法

一、柴嵩岩卵巢早衰辨证分型及论治

卵巢早衰以闭经为主症，柴嵩岩将其主要分为肝肾阴虚证、脾肾阳虚证两型，兼见肝郁、血热、湿浊等兼夹之证。

（一）主要证型

1.肝肾阴虚证

柴嵩岩经验，此证在现代临床中最为多见。病因主要有多产、多孕、哺乳期长、性生活频繁、便秘、频繁应用避孕药、劳役太过等。特别是劳役问题，在现代社会还包括用脑、用眼太过的现象。

病史：有多次人工流产史、房事过度、异常子宫出血等病史。

病因病机：肝肾阴血不足，冲脉血海匮乏，卵巢失养。

临床表现：闭经，潮热汗出，腰膝酸软，头晕目涩，脱发，失眠，五心烦热，阴道干涩，带下无；舌暗红，少苔；脉细。

治法：滋补肝肾，清热养血。

基本方药：北沙参、石斛、天冬、熟地黄、绿萼梅、女贞子、墨旱莲、桑椹、枸杞子、山萸肉、菟丝子、枳壳、内金、丹参、金银花、川芎等。

此证虽为闭经，但不宜重用活血药，治法以滋补肝肾为主。北沙参、石斛、天冬、熟地黄、女贞子、墨旱莲、桑椹、枸杞子、山萸肉重养阴血；治疗初始阶段，常仅以丹参一味活血凉血，配金银花清阴虚所生之内热，又配川芎使所养之阴血行而动之；以菟丝子平补阴阳，补肾阳、益肾精，阳中求阴；为防熟地黄、山萸肉等滋阴养血之品过于滋腻、敛涩或致脉络壅滞，佐枳壳、绿萼梅、鸡内金舒肝理气消导。全方静中有动，补而不滞，求补血养阴之效。

潮热汗出症状明显者，加浮小麦、莲子心，养心清心；大便干者，加瓜蒌、当归，润肠通便。

2. 脾肾阳虚证

柴嵩岩经验，此证主要因多产、饮食不节、过度劳役（体力上）等因素损伤阳气，阳气受损，肾气不足发为卵巢早衰闭经。

病史：多有减肥、饮食劳倦、忧思不解史。

病因病机：脾虚运化不利，气血乏源，冲任血虚，血海不能按时满溢；肾气不足，致任脉不通，冲脉不盛，血海亏虚。

临床表现：闭经，月经量少，不孕，畏寒，腰膝酸软，倦怠乏力，面色不泽，四肢不温，精神萎靡，记忆力减退，性欲减退，大便溏薄；舌肥淡嫩；脉沉。

治法：健脾补肾，养血填充。

基本方药：菟丝子、杜仲、续断、蛇床子、太子参、茯苓、白术、益智仁、女贞子、桃仁、当归、川芎、月季花、百合、远志。

菟丝子、杜仲、续断、蛇床子温补肝肾；太子参、茯苓、白术、益智仁健脾益气；女贞子滋补肝肾；当归、川芎、桃仁、月季花养血调经、活血理气；百合缓急迫；远志交通心肾。

温肾药之选择，应以选择平补药为主，多选用菟丝子、杜仲。菟丝子性平，温阳又可益精，不燥不腻。

仙茅、淫羊藿亦可温补肾阳，然其辛热性猛，药性燥烈，有伤阴助火之弊而慎用。

（二）兼夹证

有多种"因逆"的致病因素，可致兼夹证出现。

1. 肝郁证

临床观察表明，约半数以上卵巢早衰患者发病时，均可伴随不良情志因素作用而兼夹肝郁之证。此外，作为疑难病，卵巢早衰治疗难度大、病程长，以及患者因生育能力极度下降、性生活不和谐、期盼疗效等因素导致的抑郁、焦虑情绪，均可致患者长期处于肝郁状态而兼夹肝郁之证。

卵巢早衰兼夹肝郁证者，临床常兼见烦躁易怒、胸胁胀痛、口苦、脉弦诸症。常佐柴胡、月季花、郁金、夏枯草、玫瑰花、绿萼梅等舒肝解郁；佐白芍、枸杞子等养血柔肝。

2. 湿浊证

湿浊阻滞胞脉，致任脉不通。临床可兼见周身困重、大便不爽、舌苔白腻诸症。

卵巢早衰兼夹湿浊之证时，治法首先利湿化浊，待湿浊去，脉络通，再行养阴活血诸治法。若湿浊未去，而先以熟地黄、女贞子、山萸肉等滋腻之品养阴血，其效或适得其反，愈加重湿邪壅阻，影响气血运行。常用莱菔子、生麦芽、车前子、茵陈、扁豆、佩兰、鸡内金等祛湿、消导；辅以枳壳、大腹皮等理气化浊。

3. 血热证

卵巢早衰闭经兼夹血热证者，临床多以舌绛红、脉细数为典型舌脉特征。遇此兼夹之证，清热解毒治法需贯穿治疗过程始终。予养阴血治法同时，常佐金银花、生甘草、地骨皮等清解血分毒热。

二、柴嵩岩卵巢早衰治法六则

基于"柴嵩岩女性月经生理理论"及"肾之四最"学术思想，柴嵩岩治疗卵巢早衰，以恢复冲脉血海为根本，以鼓动肾气为前提，以调整脏腑功能为必需，期待达到改善症状、恢复间断月经、恢复周期性排卵性月经甚至妊娠的渐进疗效。

柴嵩岩卵巢早衰基本治法，可概括为"补""促""清""利""舒""化"六法。诸法不同组合运用下，方药呈现出不同"静""动"之特点。临证时不同治法之使用依据，则参症、舌、脉，及基础体温、激素水平变化判断，尤以舌象、脉象为要。

（一）柴嵩岩卵巢早衰治法之临床意义

1."补"法

柴嵩岩之"补"法，指滋阴养血、健脾益气二法。

卵巢早衰闭经多因肾阴亏虚，精血不足，冲任血虚，血海不能按时满溢所致。滋阴养血以填充冲脉血海，是柴嵩岩治疗卵巢早衰最基本治法。脾为后天之本、气血生化之源。健脾益气以化生气血，是柴嵩岩辨证治疗卵巢早衰闭经重要治法。

2."促"法

柴嵩岩之"促"法，即温肾助阳之法。

卵巢早衰闭经多以肾阴不足、精亏血少为主要病机，滋阴养血、健脾益气之"补"法，以"阴"之恢复为重。一则肾之阴、阳相互依存、制约、转化。当"补"法看到成效，需适时施温肾助阳之"促"法，阴盛而"促"阳生，由"静"而变"动"，"促"卵子成熟、排出；二则阴阳又互生互根，施"补"法滋阴养血、健脾益气同时，适时、适当施助阳之"促"法，可"促"动阴血之化生。阴血足血海盛，肾阳推之有余，则经血可调。

3. "清"法

柴嵩岩之"清"法，即清热解毒之法。

卵巢早衰闭经常兼夹热证。虚热内生者，需养阴清热、滋阴降火；心肾不交者，需清心安神、交通心肾；因药物残留体内致毒热内生者，需清解血分余毒；因二阳之病而阳明热结者，需清泻阳明之邪热。

4. "利"法

柴嵩岩之"利"法，即祛湿、化浊、消导诸法。

卵巢早衰闭经常兼夹湿浊内蕴之证。遇此兼证，治疗宜首先施"利"法，祛湿浊，待湿浊去，再考虑施诸"补""促"之法，滋补肝肾；或虽未见湿浊之证，对已长期服用滋补药者，亦需考虑药物滋腻之性可能导致湿浊内生，在治疗过程中依据舌象之变化，适时施"利"法以祛湿化浊，防滋阴养血之品滋腻生湿。

5. "舒"法

柴嵩岩之"舒"法，即舒肝、理气诸法。

卵巢早衰闭经常兼夹肝郁之证。治疗过程中除贯以滋阴养血、健脾补肾诸"补"法、温肾助阳之"促"法外，不可忽视施"舒"法舒肝解郁；亦需常施"舒"法理气，使补养之阴血随气行而调畅有生机。

6."化"法

柴嵩岩之"化"法，即活血化瘀之法。

卵巢早衰主要临床表现为闭经，脉络瘀滞是持续存在之病理状态。闭即不通，瘀血阻滞，冲任受阻，血海无以满盈而致闭经。卵巢早衰闭经治疗施诸"补""促"诸法同时，适时辅以活血化瘀之"化"法，可改变脉络瘀滞静止之状态，冲任气血通畅，则局部之营养改善，原有病理状态或得以改变。

（二）柴嵩岩卵巢早衰补法与其他诸法之"静""动"关系

临证中，柴嵩岩卵巢早衰治法之不同组合应用，遣方用药呈现出不同之"静""动"特点。相对而言，"补"法是"静"态的，一般贯穿于治疗过程始终；"促""清""利""舒""化"诸法则属"动"态或"静"中有"动"，常在治疗的不同阶段，结合刻下症及舌、脉情况后施用。

1."补"法与"促"法

"补"法与"促"法是指滋阴养血"补"法与温肾助阳"促"法之施用关系。

滋阴养血乃"补"法，属"静"；温肾助阳之"温肾"有"补"之含义，"助阳"更有"促"之意义。温肾助阳具"动"性，乃"动"中有"静"。其"动"之力度，与温肾助阳药选用种类、味数及使用剂量有关。

本已阴虚不足一味施温肾助阳之"促"法恐因过于"动"，或更耗伤阴血，致冲任血海愈不足。故在治疗初级阶段，应着重施滋阴养血之

"补"法，以"静"待"动"。经治疗后，依据柴嵩岩"血海充盈程度之辨识经验"，当滋阴养血之"补"法初见疗效，脉象由沉细见滑象，提示冲任血海已充盈至一定程度，亦即重阴转阳之时，治法方可转以温肾助阳之"促"法为主，于"静"中寓"动"，"促"阴血之化生，"促"卵子之长养。同时仍保持一定"补"法之力度，使"动"中有"静"。

柴嵩岩血海充盈程度之辨识经验：

（1）症状：带下量增多，且呈丝绵状。

（2）脉象：有滑动之象。

（3）基础体温：呈升高趋势。

2. "补"法与"化"法

"补"法与"化"法是指滋阴养血、健脾益气诸"补"法与活血化瘀"化"法之施用关系。

诸"补"法属"静"；活血化瘀之"化"法则属"动"。

卵巢早衰疾病治疗过程相对漫长。一则长期施"补"法而选用养血药恐滋腻生湿，致湿阻脉络至"静"，任脉不通；二则脉络瘀滞是卵巢早衰持续存在的病理状态，所养之血亦需流动方有生机，需以"化"法之"动"助推陈生新之过程。故在治疗过程中，养血同时亦需适时佐活血之法，"补"法与"化"法结合，"静"与"动"相辅，方可达养中求"畅"之效，所谓"流水不腐，户枢不蠹"。

对于"补"法与"化"法之施用关系，柴嵩岩提出：卵巢早衰闭经，虚者乃因血海空虚、源断而无血可泻。若施用"化"法不当，再泻而通之，或伤及脏腑、气血、经络，取适得其反之效。治疗总以"补"为要，待阴血恢复、血海充盛、脏腑阴阳平衡时，再适时行活血化瘀之"化"法，"补"有成效而行"化"，方有意义。

柴嵩岩经验，卵巢早衰"化"法施用之时机，亦需建立在"补"法基础上，经"补"而后可见带下量增多、潮热汗出症状改善、脉见滑象，提示冲任血海充盈之时。"化"法施用之力度，亦应随血海充盈之程度而渐进，忌破泄之力过强，再致阴血不足，加重冲任血海耗伤。

柴嵩岩常以"竭泽而渔"之典故，喻卵巢早衰闭经治疗过程中的"补"法与"化"法应用之辩证关系。

战国吕不韦《吕氏春秋·义赏》有云：竭泽而渔，岂不获得，而明年无"鱼"。意即：使河流干涸而捕鱼，当然能有所获，但明年则无鱼。

以"鱼"喻阴血，以"泽"喻冲脉血海，以"渔"喻活血化瘀之"化"法。"竭泽而渔"之于卵巢早衰闭经治疗中"补"法与"化"法之关系，其含义即：本已血海空虚，肾气不足，天癸枯竭，无血以下，单纯活血一味化瘀，或可一时见效，然源断其流，或致枯者愈枯。

3. "补"法与"利"法

"补"法与"利"法是指滋阴养血、健脾益气诸"补"法与祛湿、化浊、消导诸"利"法之施用关系。

诸"补"法属"静"；祛湿、化浊、消导之"利"法属"动"。

一则卵巢早衰闭经兼夹湿浊内蕴之证，见纳呆、周身困重、大便溏薄、舌苔厚腻者，应先以"利"法之"动"祛湿浊；待湿浊去，再考虑以滋阴养血补肝肾之"补"法而"静"。滋补药性多滋腻，单纯以"补"法而至"静"，更易生湿。二则在长期施"补"法以滋补药治疗后，须考虑用药或可能导致湿浊内生。每诊临证须动态观察舌象变化，若见舌苔由薄白变为白腻，乃湿象之征，需适时于"补"法中辅以施"利"法，或暂时停止"补"法而以施"利"法为主，寓"静"中有"动"。三则部分患者可受生活状态、四季节气、地域改变影响，湿浊内生或外感湿邪。这种情况下，施滋补肝肾之"补"法同时，可阶段性佐祛湿、化浊、消导之"利"法，亦是寓"静"中有"动"之举。

柴嵩岩常用祛湿之"利"法如下：

提肺气散湿浊：肺主气，司呼吸，通调水道，下输膀胱，可通过开提肺气通调水道而散湿。常用药物桔梗、川贝母、桑白皮等。此类药物共具开提肺气、宣肺祛痰、泻肺行水、润肺下气之性。

健脾利湿：脾位于中焦，为阴土，其性喜燥而恶湿。脾主运化，脾失健运，可致水湿潴留。常用药物茯苓、白术、冬瓜皮、荷叶、砂仁等。

清热利湿：对湿浊壅滞，郁而化热者，常用车前子、萆薢、猪苓、茵陈、泽泻等清热利湿。

4."补"法与"清"法、"舒"法

"补"法与"清"法、"舒"法是指滋阴养血、健脾益气诸"补"法与清热之"清"法、舒肝解郁及理气之"舒"法之施用关系。

诸"补"法属"静"；清热解毒、舒肝解郁皆属"动"。

卵巢早衰闭经兼夹热证者，多为阴液亏虚，水不制火，虚阳浮越而生内热，阴虚火旺，致阴血愈虚。此时宜"补"法、"清"法同施，予"静"中以"动"，以期恢复阴阳平衡之态。

卵巢早衰闭经兼夹肝郁证者，可因肝气不舒，疏泄失司，冲任失调，血海蓄泄失常，致月经不能按期而至。若肝郁日久化热，热伤阴血，肝血不足，血海亏虚，致经水早绝；若肝木克脾土，肝郁日久伤及脾气，脾虚运化不利，气血乏源，血海无继，亦致经水早绝。"治法必须散心肝脾之郁，而大补其肾水，仍大补其心肝脾之气，则精溢而经水自通矣。"（清·傅山《傅青主女科》）故在辨证基础上，除贯以滋阴养血、健脾补肾之"补"法外，亦需施舒肝解郁之"舒"法，"静"与"动"协调。

长期施"补"法而选用滋阴养血之品有碍脾胃，需适时施"舒"法理气，于"静"中寓"动"，使补养之阴血随气行而调畅生机。

（三）柴嵩岩论卵巢早衰之脉象与诸治法之关系

根据女性滑脉之变化，柴嵩岩将卵巢早衰闭经患者最常出现的脉象归纳为沉滑脉、细滑脉、沉细脉、弦滑脉、弦紧脉、细脉、弦脉、滑脉、数脉等几种脉象类型，提出"脉象 – 治法"规律。

1. 女性滑脉之临床意义

女子正常脉象，柔软或和缓，略显沉细，可见滑象。每当月经临近、妊娠期，所谓重阴转阳之际，必有脉象滑动。

明·李时珍《濒湖脉学》对滑脉有如下描述："滑脉，往来前却，流利展转，替替然如珠之应指（《脉经》）。漉漉如欲脱。滑为阴气有余，故脉来流利如水。脉者，血之府也。血盛则脉滑，故肾脉宜之……"

柴嵩岩释其意："却"乃"退后"之意。"往来前却""流利展转"，指滑脉一来一往、一前一后，往来流利、连续不断之脉象特征。"替替"乃交替不断之意，"替替然如珠之应指"，指滑脉往来流利，应指圆滑，如盘走珠的生动手感。"漉漉"指不断渗出之水珠，"漉漉如欲脱"，则形容滑脉正常之搏动犹如水珠渗脱之状。观全句，女性正常滑脉之脉象，手感应是往来流利、应指圆滑，如盘走珠、持续不绝，好像不断滚动的水珠。滑脉之所以呈现"流利展转"之特征，是因为已至"阴气有余"之状态，血在脉中汇聚、运行输注于全身而气血旺盛。是故血之充足与否，血之运行状态，脏腑受血之濡养程度，均可于脉而折射其外。阴血充盛，便可有滑脉之脉象出现。故从滑脉角度出发，可推测和判断血海充盈之程度。

2. 卵巢早衰闭经常见脉象与诸治法关系

脉沉滑有力：初诊时见此脉象，提示血海未枯，病情尚轻，预示恢复有望。可施滋阴养血、健脾益气之"补"法治疗，观察疗效，复诊时见此脉象，提示经治疗阴血已有一定程度恢复，后续可适时、适度以温肾助阳之"促"法为主而辅以"补"法治疗。

脉细滑：初诊时见此脉象，提示血海已伤；复诊时见此脉象，提示血海仍伤至一定程度尚未恢复。见此脉象，治疗宜以滋阴养血、健脾益气之"补"法为主，不宜轻易或过度施温肾助阳之"促"法、活血化瘀之"化"法，防因鼓动血海过度而致"竭泽而渔"之弊。

脉沉细无力、无滑象：初诊时见此脉象，提示已至血海重伤程度，治疗较难，疗程较长。此时治疗需耐心施以滋阴养血、健脾益气之"补"法，而不宜施温肾助阳之"促"法、活血化瘀之"化"法。当治疗后脉出现滑象时，提示已枯之血海有复苏之象，可适时、适度辅以温肾助阳之"促"法，助血海恢复。

脉沉细略滑：治疗初期见此脉象，提示血海亏少。此时治疗不宜过分施活血化瘀之"化"法，而以滋阴养血、健脾益气之"补"法为主。

脉沉弦滑：初诊或复诊见此脉象，提示有肝郁病机。治疗时应适当施理气、舒肝之"舒"法。

脉细滑数：初诊或复诊见此脉象，提示血海已伤而兼有热象。施"补""促""化""舒""利"诸法的同时，适当佐"清"法，清内生之虚热、毒热、心火、阳明邪热。

脉弦紧：提示瘀滞之征。治疗时应适度施活血化瘀之"化"法，甚至一诊或数诊均以此法为主，兼顾他法。

脉细弱无力：初诊时见此脉象，提示先天禀赋不足，或后天伤损较重，脏气虚衰，血气难复。此类患者或有抑郁、焦虑等情绪致病史，治疗宜以滋阴养血、健脾益气之"补"法，轻补缓调，以待血气恢复。

脉弦细滑：不同年龄阶段的患者见此脉象，情况有所不同。年纪尚轻者见此脉象，提示血海亏虚又水不涵木，属较难治之证，治疗以滋阴养血、健脾益气之"补"法为主。年龄偏大者见此脉象，提示已出现生理之阴血不足，并不说明病势沉重，治疗反不如前者困难。

脉象弦劲而过急、动数而失缓、沉细而难寻：治疗中出现的这类脉象，对病情判断有特殊意义。脉象过急、失缓，提示邪气盛、病势急、病情欲进，或情志不能自控，病情易趋重；脉象无力难寻，提示脏腑虚弱、血气亏损，正气尚未恢复。

第四章

柴嵩岩论卵巢早衰治疗用药

4

医者辨证思辨之结论，终会以方药体现。柴嵩岩辨证治疗卵巢早衰有效验方中隐含的个性模式和规律，是"柴嵩岩中医妇科学术思想及技术经验知识体系"的重要组成部分。

一、中药复方配伍规律

1. 基本治法及药类配伍

滋阴养血、健脾益气之"补"法，温肾助阳之"促"法，活血化瘀之"化"法，是柴嵩岩辨证治疗卵巢早衰的最基本治法。对柴嵩岩治疗卵巢早衰中药复方选用药类的研究表明，补益类药、活血化瘀类药在柴嵩岩中药方剂中选用频率分别为99.40%、98.69%，是最常选用的配伍药类。诸"补"法中，又以滋阴养血之法为首要，几乎贯穿于治疗过程始终；健脾益气、温肾助阳之法次之。补法中，滋阴养血类药选用频率96.78%，健脾益气类药选用频率70.39%，温肾助阳类药选用频率65.96%。

2. 增效治法及药类配伍

"利"法、"清"法、"舒"法，是柴嵩岩辨证治疗卵巢早衰之增效配伍治法。祛湿化浊、清热泻火、理气诸类药选用频率分别为85.30%、71.40%、64.05%。

3. 舒肝解郁类药配伍

卵巢早衰患者多存在情志致病因素，或因久病致情绪低落、抑郁，或在治疗过程中因期盼疗效致情绪波动，存在不同程度之肝气不舒、肝郁化热、肝郁克脾的病理基础或病理机制。故在辨证基础上，除针对已出现兼夹之肝郁证予舒肝解郁之"舒"法治疗，或"治未病"在方中配伍舒肝解郁药外，在施活血化瘀之"化"法、清热泻火之"清"法时，选药亦注重药物归经，兼顾理气、舒肝解郁之效。

4. 用药味数

每方用药味数 8～20 味，以 12～16 味药最为常见。

5. 最常用药物

柴嵩岩治疗卵巢早衰中药复方选用频率 ≥ 10% 的常用药物如下：

滋阴养血药类：当归、女贞子、阿胶、北沙参、熟地黄、玉竹、百合、枸杞子、何首乌、石斛。

温肾助阳药类：菟丝子、杜仲、蛇床子、续断。

健脾益气药类：白术、太子参、茯苓。

活血化瘀药类：月季花、茜草、丹参、桃仁、川芎、泽兰、槐花、郁金、益母草、苏木。

祛湿化浊药类：茵陈、车前子、砂仁。

清热泻火药类：金银花、夏枯草。

理气药类：枳壳、香附、绿萼梅。

其他药类：甘草、合欢皮、荷叶、钩藤、生麦芽、大腹皮、柴胡。

二、常用药解析

（一）滋阴养血药

1. 用药要点

卵巢早衰治疗以填充冲脉血海为要务，施"补"法时常养阴、补血两类药相须为用。以白芍、女贞子、墨旱莲、枸杞子、石斛、北沙参、百合、桑椹、玉竹、天冬滋阴；熟地黄、当归、阿胶珠、何首乌等养血，共达血海充盈之效。

一则滋阴养血之品多性质重滋腻，长期服用或碍脾胃致脾虚湿重。故在施"补"法选用滋阴养血类药同时，常辅以"舒"法理气化浊，佐砂仁、陈皮、枳壳、大腹皮。二则从脾之功能论，脾为气血生化之源，健脾益气可增强气血之化生。即便暂时未见脾虚之证，施滋阴养血之"补"法同时，亦常辅以健脾益气之"补"法，配伍太子参、白术、茯苓、山药、黄芪、黄精，令脾气充沛，"有形之血不能自生，生于无形之气"。

2.用药解析

当归：味辛、甘，性温。入肝、心、脾经。香郁行散，可升可降。甘能补血缓急，辛则活血通脉，温可调中散寒，是为能走能守，血中之气药。柴嵩岩擅用当归调理冲任。冲任血海不足之证，见头晕、心悸诸症者，以当归填充血海时，常与熟地黄、百合相须为用；瘀血阻滞胞脉之证，见舌暗者，用当归常配伍桃仁、红花，养血活血通经；久病思虑过度，心脾两伤之证，见纳少、神疲、心慌、健忘者，选用当归养血的同时常配伍太子参、桂圆肉、白术、山药，补气而养血。当归质润滑肠，大便稀者慎用。

现代药理研究证实，当归含有能兴奋和抑制子宫平滑肌的两种物质成分，对子宫平滑肌具有双向调节作用，具有改善子宫局部血运之效。

白芍：味甘，性微温。归肝、肾经。补血调经，敛阴止汗。肝为刚脏，主藏血，血虚阴亏致肝阳偏亢，肝失柔和。白芍具平肝、柔肝之性，用治阴血不足、虚阳浮越之证，见潮热汗出症状者，养阴敛血，助肝、肾二脏之水木协调。

阿胶：味甘，性平。入肝、心、肺、肾经。既可补血止血，又具滋阴润燥之效。"阿胶，力补血液，能令脉络调和，血气无阻……女子血枯……无不奏效。"（明·贾所学《药品化义》）选用阿胶养血时，常与何首乌、熟地黄相须配伍，加强滋阴养血之力。现代药理研究证实，阿胶可促进造血功能。阿胶性黏腻有碍消化，脾胃虚弱者慎用。

熟地黄：味甘，微温。归肝、肾经。其一，熟地黄味甘浓厚，入肝经血分，长于补血调经。"大补血虚不足，通血脉，益气力。"（金·张元素《珍珠囊》）其二，熟地黄甘温质柔润降，入肝、肾二经滋补阴精，常用治肝肾不足之证。"滋肾水，封填骨髓，利血脉，补益真阴。"（清·吴仪洛《本草从新》）柴嵩岩常以熟地黄大补阴血之性，用治卵巢早衰血海空虚、肾阴损伤之证，见头晕耳鸣、腰膝酸软、潮热盗汗诸症者。熟地黄用量一般 10～30g。柴嵩岩经验，因熟地黄质重滋腻，以 10g 入方为宜，多则不宜。用时，或佐荷叶，以荷叶辛、凉之性，清热利湿，防熟地黄滋腻生湿化热之弊；或佐木香、陈皮、砂仁理气化浊，防熟地黄滋腻碍胃之弊。因熟地黄有润肠之性，已辨脾胃虚弱、痰湿内蕴之证，见腹满便溏、舌肥嫩、苔白厚诸症者，施滋阴养血之"补"法时须慎用。

何首乌：味甘而涩，性微温。补肝肾，益精血，兼能收敛精气；性质温和，不寒不燥，无滋腻之弊。《药性切用》称其"平补阴血"。柴嵩岩常以何首乌制用，用量以 6g 为宜，用治卵巢早衰闭经肝肾不足、精血亏损之证，见腰膝酸软、头晕耳鸣、脱发诸症者。何首乌有润肠通便之性，血虚精亏、肠失濡润而见便秘者适宜用，大便稀者须慎用。

女贞子：味甘，性凉。入肝、肾经。质润降，补益肝肾之阴，善清虚热，"气味俱阴，正入肾除热补精"（明·缪希雍《本草经疏》）。女贞子又可入血分、达血海，助血海充盈。柴嵩岩喜用女贞子治卵巢早衰闭经肝肾阴虚兼夹内热之证，养阴同时亦可清虚热，补而不腻，气平而不寒不热。

枸杞子：味甘，性平。归肝、肾、肺经。枸杞子质润，长于滋补肝肾之阴。枸杞子与女贞子，均有补益肝肾作用，柴嵩岩常以二药相须，用治卵巢早衰闭经肝肾阴虚之证。

墨旱莲：味甘、酸，性凉。入肝、肾经。酸寒之性凉血止血，甘寒之性益肾阴。用治卵巢早衰闭经肝肾阴虚之证，见潮热汗出、腰膝酸软诸症者。

北沙参：味甘、微苦，性微寒。归肺、胃经。体轻、质润，可升可降。对卵巢早衰闭经阴虚内热之证，见心悸、心烦、失眠等心火过旺诸症者，柴嵩岩常以北沙参清肺热、养肺阴、养胃阴、生津液之效，去热而存阴。所谓北沙参"存阴"，即柴嵩岩创建之"补肺启肾"治法，养阴亦可从肺而治。柴嵩岩阐述，其一，从五行理论看，心火过旺克金，肺金受伐，肾水反被侮，肾水不足，冲任亏虚，经水早绝。肺为肾之母脏，金生水，金充则水足，肺气清肃下行，可保肾阴而助肾水。北沙参可"补阴以制阳，清金以滋水"（清·严洁、施雯《得配本草》）。其二，亦通过北沙参补肺之气阴，加强肺之气化作用。肺主一身之气，气机调畅则血行正常，脏腑功能如常。

百合：味甘，性微寒。入肺经，补肺阴，清肺热；入心经，养心阴，益心气，清心热而安心神。以百合用治卵巢早衰闭经，其一，亦为"补肺启肾"治法之意。常与北沙参相须为用，养阴从肺而治，补肺金，启肾水，养阴增液。其二，用治兼夹心阴亏损、心肾不交之证，见心烦失眠、健忘多梦诸症者，"清阳明、三焦、心部之热"（明·缪希雍《本草经疏》）。其三，百合亦与黄连、阿胶配伍，清上滋下，交通心肾。

石斛：味甘、微寒。入胃、肾经。养胃阴，生津液，滋肾阴，除虚热。石斛一般多用于阴虚内热、热病伤津、病后津枯诸证。柴嵩岩善用石斛滋阴、通闭。其一，石斛具滋肾阴之功，兼能降虚火。"气味轻清，合肺之性，性凉而清，得肺之宜……盖肺出气，肾纳气，子母相生，使肺气清则真气旺，顺气下行，以生肾水，强阴益精。"（明·贾所学《药品化义》）其二，石斛"主伤中，除痹，下气，补五脏虚劳羸瘦，强阴，久服厚肠胃"（清·孙星衍、孙冯翼辑《神农本草经》）。柴嵩岩经验，石斛用治妇科病，其强阴之效已被广泛认识，其除痹之功尚常被忽视。痹证通常泛指病邪闭阻肢体、经络、脏腑所致疾病。"痹者闭也，经络闭塞，麻痹不仁……故名曰痹"（明·秦景明《症因脉治·卷三》），"痹者闭也。五脏六腑，感于邪气，乱于真气，闭而不仁，故曰痹"（汉·华佗《中藏经》）。女性胞脉瘀阻之"闭"者可通"痹"也，石斛有通"痹"之性，亦可用之通"闭"。

柴嵩岩用石斛之经验，当脉有滑象时用石斛养阴为宜，而当见脉细无力时用天冬、玉竹较好。石斛敛邪助湿，可致邪不外达，故脾虚兼夹痰湿者不宜用之养阴。

玉竹：味甘、性平。归肺、胃经。补阴润燥，生津止渴。用治肺胃阴虚燥热之证。虽性质平和，作用缓慢，但毕竟滋阴润燥，脾虚而痰湿者慎用。

桑椹：味甘、酸，性微寒。归肝、肾经。滋阴、补血、生精、润肠，用治卵巢早衰闭经阴血不足所致眩晕、失眠、耳鸣诸症者。常与熟地黄、制何首乌、枸杞子、女贞子、墨旱莲等滋补肝肾药同用，助滋肾养血之力。

桂圆肉：味甘，性温。归心、脾经。补心脾益气血，不滋腻，不壅气。一则用治卵巢早衰闭经心脾两虚之证，见惊悸、怔忡、失眠、健忘诸症者。二则可配伍黄芪、白术、炙甘草、当归、远志诸药，补气养血安神，用为佐药之位。

山茱萸：味甘、酸，性温。归肝、肾经。具收敛之性，秘藏精气、固摄下元，补益肝肾以滋养精血而助元阴之不足。用治卵巢早衰闭经肝肾不足之证，见腰膝酸冷、耳鸣耳聋、小便不禁诸症者。恐山茱萸过于酸敛收涩，入方时常佐川芎、当归等活血调经之药。

天冬：味甘、苦，性大寒。入肺、肾经。天冬"润燥滋阴，清金降火"（明·李时珍《本草纲目》），对卵巢早衰闭经肾阴虚兼夹热证，见潮热汗出、心烦失眠、腰膝酸软诸症者，用其滋阴清热。

（二）温肾助阳药

1. 用药要点

"善补阳者，必于阴中求阳，则阳得阴助而生化无穷；善补阴者，必于阳中求阴，则阴得阳生而泉源不竭。"（明·张景岳《景岳全书·新方八阵·补略》）其一，阴之恢复阶段，侧重"善补阴者，必于阳中求阴"。卵巢早衰多以肾阴不足、精亏血少为基本病机，多以滋阴养血之"补"法为治，以阴之恢复为重。然阴阳互生互根，滋阴同时适时、适当施助阳之"促"法，佐少量助阳之品，于阳中求阴，有助阴血之化生、卵子之育养。在阴之恢复阶段用助阳药，药味不宜过多、药量不宜过大，以免燥热伤阴而愈加重阴血亏虚。其二，治疗后出现重阴转阳阶段，侧重"善补阳者，必于阴中求阳"。当滋阴养血之"补"法已见成效，冲任血海充盈至一定程度，脉象由沉细而见滑象时，提示已出现重阴转阳，治法则转以温肾助阳之"促"为主，以期促动卵子排出。温肾助阳药以选择平补之品为主，常用菟丝子、杜仲、续断、巴戟天、蛇床子、益智仁、覆盆子、肉桂等。须慎用燥热之品，如淫羊藿、仙茅、附子等。此阶段治疗仍需少佐滋阴养血之品，于阴中求阳。

2. 用药解析

菟丝子：味辛、甘，性平。入肝、肾、脾三经。既能助阳，又可益精髓，不燥不腻。古籍载菟丝子"为补脾肾肝三经要药"（明·缪希雍《本草经疏》），"补肾养肝，温脾助胃……补而不峻，温而不燥，故入肾经，虚可以补，实可以利，寒可以温，热可以凉，湿可以燥，燥可以润，非若黄柏、知母，苦寒而不温，有泻肾经之气，非若肉桂、益智，辛热而不凉，有动肾经之燥，非若苁蓉、锁阳，甘咸而滞气，有生肾经之湿者比也"（明·倪朱谟《本草汇言》评价）；"菟丝为养阴通络上品。其味微辛，则阴中有阳，守而能走，与其他滋阴诸药之偏于腻滞者绝异"（民国张山雷《本草正义》）。宗古人之说，柴嵩岩经验，菟丝子补肾，偏于益精，其性平和，不温、不燥、不腻，治卵巢早衰闭经肝肾不足之证，见腰膝酸软、小便不禁诸症者，及脾虚之证见便溏、泄泻诸症者。

杜仲：味甘，性温。归肝、肾经。功效补肝肾。古籍载杜仲"补中益精气"（清·孙星衍、孙冯翼辑《神农本草经》），"古方只知滋肾，唯王好古言是肝经气分药，润肝燥，补肝虚，发昔人所未发也……其气温平，甘温能补，微辛能润，故能入肝而补肾，子能令母实也"（明·李时珍《本草纲目》）。宗古人之说，柴嵩岩补益肝肾常选用杜仲，并常以杜仲、菟丝子相须为用。

续断：味苦、甘、辛，性微温。归肝、肾经。甘温助阳，辛以散瘀。"补续血脉之药也"（明·倪朱谟《本草汇言》），补肝肾又可行血脉，补而不滞。

巴戟天：味辛、甘，性微温。善走肾经，补肾助阳，强阴固精。"功专温补元阳"（清·王子接《得宜本草》），"补血海"（明·李时珍《本草纲目》），辛温之性又可温通经络。柴嵩岩经验，女子阴常不足，阳常有余。巴戟天为壮阳之品，常用量3g，不可用量过大，以免扰动血海致阴血耗伤。用时常佐地骨皮，养下焦之阴、清虚热，温肾而不伤阴、不生热。

蛇床子：味辛、苦，性温。入肾经。诸本草著作认为，蛇床子具补命火、温肾壮肾阳功效，"乃右肾命门、少阳三焦气分之药……不独辅助男子，而又有益妇人……"（明·李时珍《本草纲目》），"蛇床子……今详其气味，当必兼温燥，阳也……温中下气，令妇人子脏热……令人有子。盖以苦能除湿，温能散寒，辛能润肾，甘能益脾……"（明·缪希雍《本草经疏》），"壮阳助阴，养肾命之药也，暖子脏，起阴器于融合，厚丹田，壮元阳而久健……不独补助男子，且能有益妇人"（明·倪朱谟《本草汇言》），"强阳益阴"（清·汪昂《本草备要》）。

宗古人之说，柴嵩岩临证卵巢早衰闭经，一则以蛇床子温动肾阳之效启动肾阳，二则以蛇床子温燥之性化下焦凝滞之寒湿。卵巢早衰闭经见性欲淡漠、阴道干涩、舌淡暗、苔白诸症者，常予少量蛇床子。蛇床子"有小毒"（唐·甄权《药性论》），少部分患者服药后有轻微舌麻、咽部不适等症状，故用量不宜多，以3g为宜，且不宜久服。

肉桂：味辛、甘，性大热，纯阳之品。入肝、肾经。柴嵩岩临证卵巢早衰闭经药用肉桂：其一，用治虚阳上浮、上热下寒之证，补命门之火，引火归元，益阳消阴；其二，以其辛散之性，温通血脉，活血化瘀。肉桂与桂枝同出于桂树，皆有温营血、助气化、散寒凝之效。肉桂辛甘大热，力峻，长于温里止痛，入下焦补肾阳；桂枝辛甘温，力缓，长于发表散寒。肉桂与附子功效相近，但附子辛热燥烈，一般不用。

（三）健脾益气药

1. 用药要点

先天脾气不足，或饮食不节、劳倦过度伤脾，或木郁侮土，脾虚气弱，脾失健运，气血生化不足而脾虚血少，胞宫、胞脉、冲任失养，血海不盈，经水早绝；脾气不足，运化不利，水湿流溢下焦，湿聚成痰，痰湿壅滞冲任、胞宫，胞脉阻塞，经血不畅，亦致经水早绝。故健脾益气之法在卵巢早衰闭经治疗过程中具有重要意义。柴嵩岩卵巢早衰闭经组方，健脾益气类药常作为臣药，甚或也用作君药。卵巢早衰脾肾阳虚之证，可见神疲乏力、气短懒言、心悸、便溏，舌肥嫩，脉沉细。柴嵩岩常以太子参、黄芪、茯苓、白术、山药、黄精等健脾益气、化生气血。

2. 用药解析

太子参：味甘、微苦，性平。归脾、肺经。清补之品，益气兼可养阴。对气阴不足之证，见神倦食少症状者，常与山药、扁豆共用；见多汗、心悸、失眠诸症者，常与远志、合欢皮、首乌藤共用；见津伤口渴症状者，常与石斛共用。太子参补力较人参弱，亦不如党参，可持续服用。

白术：味甘、苦，性温。归脾、胃经。补脾益气，燥湿利水，"补脾胃之药，更无出其右者。土旺则能健运……土旺则能胜湿……土旺则清气善升"（明·李中梓《本草通玄》）。脾司运化，喜燥恶湿。对脾虚气弱，运化失常，致脾不健运，见食少便溏、脘腹胀满、倦怠无力诸症者，常白术与茯苓配伍，健脾益气；脾虚不能运化，致水湿停滞者，常白术与陈皮、大腹皮、茯苓配伍，燥湿利水。明·汪机《本草会编》释其药理："脾恶湿，湿胜则气不得施化，津何由生？故曰：膀胱者，津液之府，气化则能出焉。用白术以除其湿，则气得周流而津液生矣。"

山药：味甘，性平，善入脾、肺、肾三经。临证卵巢早衰闭经，柴嵩岩山药用法有二：以其不燥不腻之性，既能健脾益气又能补肺养阴之效，用治脾肺气阴不足之证；以其甘平滋补之性，补肾气、益肾阴、固肾精之效，用治肾中阴阳精气不足之证。山药有涩性，具轻微之敛性。脾气虚弱之证，见食少体倦、大便泄泻或溏薄诸症者，可用之补脾而止泻；肾虚之证，见腰酸腿软、小便频数诸症者，可以其补肾固精。

黄精：甘平质润，归、脾、肺、肾经。甘平之性，既补脾气，又养脾阴；味甘质润之性，可滋肾填精，强壮固木。临证卵巢早衰闭经，柴嵩岩常以黄精用治脾肾不足之证，见神疲乏力、口干食少、腰膝酸软、头晕耳鸣诸症者；或阳虚之证者，与巴戟天、菟丝子共用，温肾助阳；或阴血不足之证者，与熟地黄、当归共用，补肾养血。黄精、山药均有补气养阴之效。论益阴润燥之力，黄精胜于山药。山药于平补之中带有涩性。阴虚便燥者宜用黄精，脾虚便溏者宜用山药。

黄芪：味甘，性温。入脾、肺经。具升举阳气之效。脾肺气虚之证，见神疲乏力、食少便溏、气短懒言、自汗盗汗诸症者，可用黄芪增强补气之力。

（四）活血化瘀药

1. 用药要点

卵巢早衰以闭经为主要临床表现，脉络瘀滞是持续存在之病理状态。闭即不通。瘀血阻滞，冲任脉受阻，肾气衰微，血海无以满盈而致闭经。施"补"法、"促"法治疗同时，需适时辅以"化"法活血化瘀，以期改变脉络瘀滞静止之状态。冲任气血通畅，局部营养或得以改善。

临证卵巢早衰闭经，柴嵩岩强调一定要在"补"法已见成效后，施"化"法活血化瘀方能有效。卵巢早衰闭经日久，瘀血阻滞，多可见面色晦暗、舌暗。在治疗初起，常只在补肾养阴"补"法基础上，佐用丹参、桃仁、茜草、泽兰、红花、苏木、月季花中之两味，活血之力较轻。不轻易、不长期选用三棱、莪术等破血之品，皆因此类药破泄之力较强，过用或久服，或愈致阴血耗伤，加重冲任血海之不足。经补肾养血之"补"法治疗后，可见潮热汗出诸阴虚症状缓解、带下量增多、脉见滑象，提示冲任血海已逐渐充盈时，再重施活血化瘀之"化"法。阴血过亏，活血或致破血，或致肾气愈虚、血海愈亏。一味活血化瘀，其效如"竭泽而渔"。

2. 用药解析

丹参：味苦，性微寒。入心、肝二经血分。苦能泄降，微寒清热。卵巢早衰血瘀兼心肾不交之证，见心慌、失眠、烦躁诸症者，常用丹参活血调经，清心除烦；亦常与桃仁共用以增强活血之力。

川芎：味辛，性温。归胆肝、心包经。辛散温通。柴嵩岩常以川芎辛散温通之性，用治卵巢早衰闭经胞脉阻滞、寒凝气滞之证，见畏寒肢冷，舌淡暗、脉沉细诸症者。或以川芎辛温升散之性，可上行头目、旁达脉络、下入血海之特点，在药用熟地黄、阿胶、当归、白芍、何首乌滋阴养血同时，以川芎为使药，引诸滋阴养血之品下入血海，以期改善卵巢血运及局部营养状态。川芎过于辛散，用量宜小，常用药量 5～6g。同为调经之品，柴嵩岩临证时丹参、川芎用法有所不同。丹参苦寒，凉血活血，用治血热瘀滞之证为佳；川芎辛温，活血行气，用治寒凝气滞血瘀之证较好。

桃仁：味苦、甘，性平。入心、肝二经血分。苦能泄降导下，破血行瘀；甘能和畅气血以生新；富含油脂，可润燥滑肠。卵巢早衰闭经血瘀兼夹阳明腑实之证，见便秘、腹胀诸症者，柴嵩岩用其祛瘀生新、润肠通便；亦可与当归、何首乌共用，养血活血并增强润肠通便之力。需注意选择桃仁用药之时机，宜在脉见滑象，提示冲任血海充盈之情况下使用。桃仁破血之力胜于生新之力，辨证属血海不足者不可急用之。桃仁润肠通便，大便溏薄者不宜用。

茜草：味苦，性寒。入肝经。苦能降泄，寒能清热。生用清热解毒，行瘀血；炒炭可凉血止血、活血化瘀。卵巢早衰闭经见舌暗红提示有瘀热之象者，柴嵩岩常以茜草生用，化瘀清热；或与丹参同用，增强凉血活血调经之力。

三棱：味苦，性平。入肝、脾二经。苦平泄降，可走血分，破血中之结；又走气分，行气消积止痛。善消血瘀气结，癥瘕积聚。三棱力峻，自古有"坚者消之"之评说。柴嵩岩经验，三棱破血之力强于桃仁，临证时可二药合用。卵巢早衰闭经日久血瘀更著者，可佐用三棱破血行瘀。莪术亦为破瘀通经之品，辛散苦泄温通，入肝经血分。与三棱比较，莪术行气之力为优，三棱破血之力较胜。莪术药力较峻，破血而伤正气。三棱破血不伤正，活血不伤血。故柴嵩岩临证更喜用三棱而少用莪术。

益母草、泽兰：益母草味辛、苦，性微寒，主入心、肝二经血分。辛散苦泄，微寒清热，有活血祛瘀之功。泽兰苦、辛、微温，归肝、脾二经。辛散肝郁，舒肝和营，活血通经，祛瘀散结而不伤正气。二药均能在活血通经之同时，利水消肿。柴嵩岩常用二药治卵巢早衰闭经血瘀兼夹湿阻之证，见舌嫩暗、面浮肢肿诸症者。益母草性偏凉，血热有瘀者用之为佳，利尿功能较泽兰为胜；泽兰性微温，和缓不峻，寒凝血瘀者更为适宜。

红花：辛温，主入心、肝二经血分。辛散温通，破血、行血、和血、调血之药。"多用则破血，少用则养血。"（元·朱震亨《本草衍义补遗》）红花量少使用，可舒肝郁，助血海，和血养血，能补能泻；量大使用，其辛温走散之性可破血通经；过量使用，则可使血下行不止。柴嵩岩红花用量一般不过5g，以活血养血、化瘀通经，用治卵巢早衰闭经见舌淡暗，辨证属阳虚血瘀或寒凝血瘀者。舌红有热象者不宜用之。

苏木：味甘、咸、辛，性平。归心、肝经。味咸入血，性主走散而偏于沉降，能散瘀血，通经脉，常用于妇科血瘀所致诸症。苏木与红花功效类似，"苏木功用有类红花，少用则能和血，多用则能破血。但红花性微温和，此则性微寒凉也"（清·黄宫绣《本草求真》）。柴嵩岩经验，与红花相比，苏木用治阴血不足证之闭经更为合适。

月季花：味甘、性温，入血分，独入肝经，专于活血调经。柴嵩岩经验，月季花活血之力较强，闭经患者选用月季花，需在基础体温相对稳定，脉有滑象，提示血海充实之时方可用之。临证用量3～6g。

牛膝：味苦、甘、酸，性平。归肝、肾经。逐瘀血、通经脉，又能引血下行以降上炎之虚火。常用治瘀血不行、经闭癥瘕、难产或胞衣不下诸病。因牛膝活血祛瘀力较强，性善下行，柴嵩岩治疗卵巢早衰闭经时不常用；当经过治疗，子宫内膜有明显增厚时，方用牛膝活血引血下行，用时亦恐其活血之力太过，常佐地骨皮清下焦虚热，以维护下焦之稳定。

（五）理气药

1. 用药要点

柴嵩岩治疗卵巢早衰闭经，理气药常置于佐药之位。以滋阴养血药填充血海同时佐理气药：一则防滋阴养血药滋腻碍脾胃；二则气为血之帅，气行则血畅，理气药可使补养之阴血调畅而有生机。常用理气药枳壳、木香、陈皮、乌药。理气药多性辛温香燥，易耗气伤阴，用量不宜过大。

2. 用药解析

陈皮：味辛，性散苦降，温和不峻。入脾、肺二经之气分。芳香醒脾，长于理气健脾、燥湿化痰，"苦能泻能降，辛能散，温能和，其治百病，总是取其理气燥湿之功。同补药则补，同泻药则泻，同升药则升，同降药则降"（明·李时珍《本草纲目》）。柴嵩岩陈皮常用量6g，用时常配伍生黄芪以增强补气之力。

木香：辛散、苦降、温通。芳香而燥，可升可降，通理三焦，尤善行脾胃之气滞，行气健脾消食。柴嵩岩临证常用量3g。

枳壳：味苦，性微寒。归脾、胃经。长于理气宽胸。"枳壳，气味所主，与枳实大略相同。但枳实形小，其气全，其性烈，故善下达；枳壳形大，其气散，其性缓，故其行稍迟，是以能入胸膈肺胃之分及入大肠也……此药有苦泄辛散之功……"（明·缪希雍《本草经疏》）可见枳壳药力作用较缓，长于理气宽中，消胀除痞。柴嵩岩治疗卵巢早衰闭经，常用枳壳，不用枳实。临证常用量10g。

大腹皮：味辛，性微温。归脾、胃、大肠、小肠经。散无形之气滞，泄有形之水湿，宽中下气，行水消肿。卵巢早衰闭经见脘腹痞满，舌嫩、苔白诸症者，柴嵩岩常用大腹皮与白术、茯苓同用，共行健脾祛湿之效。临证常用量10g。

乌药：归肺、脾、肾经。味辛行散，性温祛寒。柴嵩岩经验，卵巢早衰闭经兼夹寒凝胞脉之证者，可用乌药温经散寒；经治疗冲任血海渐至恢复时，可用乌药辛散温通之性，下温肾气，促进血海温动。临证常用量6g。

（六）舒肝解郁药

1. 用药要点

情志异常致肝气不舒，是卵巢早衰常见兼夹证。研究表明，大约60%卵巢早衰患者发病与情志因素有关。日常压力过大，或遭遇强烈精神刺激、应激事件，或因久病致情绪低落、抑郁，以及卵巢早衰长期治疗过程中因期盼疗效而导致的情绪波动，均可能对卵巢功能形成不良影响。肝主疏泄而藏血，喜条达而恶抑郁。肝气不舒，疏泄失司，冲任失调，血海蓄泄失常，月经不能按时而至；肝郁日久化热，热伤阴血，肝血亏虚，血海失充，经水早绝；肝木克脾土，肝郁日久伤及脾气，脾虚运化不利，气血乏源，血海无继，亦致经水早绝。在卵巢早衰治疗过程中，在辨证基础上，除贯以滋阴养血、健脾补肾诸"补"法外，不可忽视舒肝解郁"舒"法之应用。柴嵩岩常用舒肝解郁药柴胡、郁金、夏枯草、玫瑰花、绿萼梅等。

2. 用药解析

柴胡：味苦、辛，性微寒。归肝、胆经。柴胡芳香疏泄，可升可散。舒肝气而解郁结。女子多气血为患，柴胡可"宣畅气血，散结调经"（清·吴仪洛《本草从新》）。柴嵩岩临证卵巢早衰闭经常用柴胡舒肝解郁。因柴胡具散性，用量不宜多，临证常用量3g。柴胡具生发之性，"柴胡劫肝阴"（明·张鹤腾《伤暑全书》），阴虚火旺者慎用。

合欢皮：味甘，性平。入心、肝经。微香主散，长于舒肝解郁而除烦、怡悦心智而安神。合欢皮"主安五脏，和心志，令人欢乐无忧"（汉·《本经》），"甘温平补，有开达五神，消除五志之妙应也"（明·倪朱谟《本草汇言》）。合欢皮微香善散之性，亦有活血通络之效。柴嵩岩常以合欢皮用治卵巢早衰闭经见情志不遂、忧郁而至失眠、心神不宁诸症者，舒肝解郁安神同时又可活血通络调经。合欢皮性平和，走中、下焦，质轻，无重坠之性，柴嵩岩经验，中老年患者舒肝用合欢皮优于用柴胡。

郁金：味辛、苦，性寒。入心、肝、胆经。芳香辛散，可升可降，长于行气活血，舒肝解郁，可用治气血瘀滞所致之疼痛。因郁金具舒肝解郁、活血理气之效，柴嵩岩常用其治卵巢早衰闭经日久、肝气不舒、血脉瘀滞，见闭经、烦躁易怒、抑郁诸症者。柴嵩岩经验，郁金为入血分之气药，善行下焦，长于解郁行气，无留瘀之弊。因郁金具散性，卵巢早衰多为阴血不足，恐其耗伤阴血，用量不宜过大，临证常用量 6g。

夏枯草：味苦、辛，性寒。入肝、胆经。其一：辛散结气，苦寒泄热，善清肝胆郁火，平肝阳，"能解内热，缓肝火"（明·李时珍《本草纲目》）；其二：辛苦开泄，可舒肝气、解肝郁，"行肝气，开肝郁"（明·兰茂《滇南本草》）。柴嵩岩以此二功效，用治卵巢早衰闭经兼夹肝郁化火、肝阴不足、肝阳上亢诸证，见口苦、头晕、头痛、烦热、耳鸣诸症者。以夏枯草解肝郁时又常配伍柴胡、郁金、月季花。其三：具散结、通脉之性，"解阴中郁结之热，通血脉凝滞之气"（清·严洁、施雯、洪炜《得配本草》）。对卵巢早衰闭经日久、胞宫胞脉气血瘀阻之证者，亦以夏枯草散结、通脉，并常配茜草、炒蒲黄，增强化瘀、散结、通脉之力，即所谓对已郁结之胞脉，实现由"散"至"化"而"通"之动态疏解之过程。

香附：味辛，微苦、甘，性平。入肝、三焦经。辛能散，微苦能降，微甘能和，性平不寒，芳香走窜，为理气之良药。前人称其为"气病之总司，女科之主帅"。其一：除三焦气滞，有舒肝解郁之效。"调血中之气，开郁气而调诸气。"（明·兰茂《滇南本草》）其二：理气行血。气滞则郁结，气行则血行。气血通利，疏泄条达，经自调。卵巢早衰多闭经日久存在胞脉瘀阻之证。柴嵩岩在施"化"法活血化瘀同时，常佐香附调畅血脉之气，使气行以助血畅。"凡血气药必用之，引至气分而生血，此阳生阴长之义也。"（元·朱震亨《本草衍义补遗》）柴嵩岩临证香附常用量为10g。

柴胡、郁金、夏枯草、香附、合欢皮诸药，多具辛散之性而有舒肝解郁之效，均常用治卵巢早衰兼夹肝气不舒之证。柴胡具升发之性，或致相火启动，卵巢早衰经治疗可见带下量增多、脉见滑象，提示冲任血海渐充，此时可适当配伍柴胡；郁金活血之力较强，气郁兼夹血瘀之证症状明显者，可用郁金活血化瘀，并常与桃仁、益母草、川芎、苏木、红花配伍共用；合欢皮尚有安神除烦之效；香附重于理气；夏枯草清泻肝火之力较强，更适于肝郁日久化热者。

玫瑰花：味甘、微苦，性温。入肝、脾经。芳香行散，入气分，理气解郁、和血调经。玫瑰花"舒肝胆之郁气，健脾降火"（清·叶桂《本草再新》），"奇香最浓，清而不浊，和而不猛，柔肝醒胃，流气活血，宣通壅滞而绝无辛温刚烈之弊"（民国张山雷《本草正义》）。柴嵩岩经验，卵巢早衰闭经肝郁症状明显，且有两胁满闷之症者，可用玫瑰花舒肝并活血调经；卵巢早衰闭经病情轻浅者亦宜用玫瑰花，并可配伍香附同用。玫瑰花兼具活血之性，用量不宜多，临证常用量6g。

绿萼梅：味苦、微甘、酸，性凉。入肝、胃经。清香疏散，芳香行气，舒肝理气和胃。绿萼梅可"助胃中生发之气，清肝经郁结之热"（清·王逊《药性纂要》）。绿萼梅性平无燥性，芳香行散理气同时不伤阴血。卵巢早衰肝气不舒之证者，本有阴血损伤，选绿萼梅舒肝理气可不伤阴；亦用其治卵巢早衰闭经兼夹肝胃不和之证，见烦躁易怒、胸闷不舒、腹胀呃逆、舌苔黄诸症者。年龄35岁以上女性，情志不畅，用绿萼梅舒肝解郁较为和缓。柴嵩岩经验，绿萼梅、玫瑰花、月季花皆入肝经，舒肝解郁功效之侧重略有不同。绿萼梅、玫瑰花偏入气分，舒肝解郁作用明显；绿萼梅舒肝同时尚有和胃之功，玫瑰花舒肝同时尚有和血调经之效；月季花入肝经血分，通行血脉，活血之力较强，兼有舒肝之用，用治月经量少、月经错后甚或闭经更具针对性。血海不足则无血以动，故脉无滑象者不宜用。

（七）清热药

1. 用药要点

卵巢早衰闭经常兼夹热证，常见以下情况：

虚热内生。阴液亏虚，水不制火，虚阳浮越。可见潮热汗出、五心烦热、口燥咽干诸症，舌红少苔，脉细数。施滋补肝肾之"补"法同时，亦需辅以"清"法，养阴需清热，滋阴需降火。常用清热泻火药知母、黄柏、地骨皮等。

心肾不交。肾阴亏损，阴精不能上承，致心火偏亢；肾水不能上济心火，则心肾不交。常见心烦、心悸不安、失眠、多梦、眩晕、耳鸣、健忘、舌红，脉细数诸症。施"清"法清心安神、交通心肾，常用药莲子心、炒栀子、远志等。

药物残留体内致毒热内生。部分患者卵巢早衰发病前，有因他病（肾病、免疫系统疾病、肿瘤疾病等）而长期用药治疗史。药物毒性滞留体内，成"毒热"之邪。毒热侵袭冲任、胞宫，任脉不通，冲脉虚损，经水早绝。这种情况下，治疗过程须常施"清"法清解血分余毒，常用药物金银花、生甘草、青蒿。

阳明热结。长期服用滋补药或阻碍肠胃功能，致阳明热结，大便不通，燥热伤阴。故患者长期服用补益类药后，须每诊观察患者服药后舌象及大便情况。若已见舌红、苔黄腻，见大便秘结，乃二阳有病，阳明热结，需适时施"清"法调整治法及用药，可于方中佐槐花等清泻阳明之热。即便未见阳明热结之象，长期补益，亦应适当考虑清肠胃之热，"治未病"。

2. 用药解析

知母：味苦，性寒。入肺、胃、肾经。体润质寒，擅滋阴降火，退虚热，生津液，润肠燥。古籍载，知母可"泻无根之肾火，疗有汗之骨蒸，止虚劳之热，滋化源之阴"（金·李杲《用药法象》），"乃滋阴济水之药也。养肾水，有滋阴之功；泻肾火，有生津之效。故主肾阴不足，发热自汗，腰酸背折"（明·倪朱谟《本草汇言》），"泻火，利湿，坚阴"（清·庞柏《药性考》）。柴嵩岩治疗卵巢早衰闭经常药用知母养阴清热；如遇见口腔溃疡者亦用其泻脾热。知母"多服令人泄"（汉·刘向《别录》），临床用量不宜过大，以6g为宜。

黄柏：味苦，性寒。入肾、膀胱经。善制相火，退虚热，坚肾阴，固精气。知母与黄柏均味苦、性寒，入肾经，可清泻相火。柴嵩岩经验，知母尚有滋阴生津润燥之效，黄柏尚有坚阴固肾燥湿之用。柴嵩岩临证卵巢早衰闭经肾阴不足、阴虚火旺之证，见潮热汗出、虚烦不眠、大便秘结、舌红少苔、脉细滑数诸症者，在药用熟地黄、天冬、女贞子、枸杞子等滋补肝肾同时，常知母、黄柏相使为用，滋阴降火、坚肾固精。黄柏不宜久服，"气寒……治肠胃中热结者……热毒内盛，有余之病，可以暂用，否则不可姑试也"（清·陈修园《神农本草经读》）。

黄连：味苦，性寒。入心、脾、胃、肝、胆、大肠经。大苦大寒之品，燥湿清热。其一，用治湿热瘀阻胞脉之证，见舌苔黄厚、大便稀而不爽诸症者。阳明内承肠胃饮食之积而蕴热，冲脉隶于阳明，灼热积聚久而溢入血分，血海伏热可灼伤津液、暗耗气血而至阴血大伤。黄连味苦、性燥，走中焦，厚肠胃，可用其清利阳明湿热。其二，用治阴虚火旺、心肾不交之证，见烦热、失眠诸症者，以黄连苦寒之性清泻心火。此时可与白芍、阿胶珠共用，如《伤寒论》"黄连阿胶汤"之义。

黄芩：味苦，性寒。入肺、大肠、小肠、脾、胆诸经。苦能润燥，寒能清热，善清泻大肠之火。黄芩、黄连、黄柏均可清热燥湿，泻火解毒。黄芩主治上焦湿热，主清肺火；黄连大苦大寒，为治湿热郁结之品，主清心火；黄柏苦寒沉降，除下焦及膀胱湿热，善泻肾经相火。

地骨皮：味甘，性寒。入肺、肾经。甘寒清润，具清肺肾虚热之功，为退虚热之佳品。"欲退阴虚火动，骨蒸劳热之症，用补阴之药，加地骨皮或五钱或一两，始能凉骨中之髓，而去骨中之热也。"（清·陈士铎《本草新编》）。柴嵩岩经验，地骨皮善走下焦，更适妇科选用。治疗卵巢早衰闭经阴虚内热之证，用养阴药同时，组方常配伍地骨皮10g，清血分虚热。

牡丹皮：味苦、辛，性微寒。入心、肝、肾经。辛香行散，善入血分，为血中之气药，能通经脉，行气滞，散瘀血；辛苦凉散，善清阴中伏热。凡血热兼瘀滞之证均可用。对有服用雷公藤及放化疗治疗史的卵巢早衰患者，牡丹皮既可清解血中毒热，又可行气化瘀通经，清热凉血又不致寒凝血脉，散瘀活血又不致迫血妄行。地骨皮、牡丹皮均具清虚热凉血之效，地骨皮长于清泻肺热，牡丹皮长于清泻肝火并有活血散瘀之效。

金银花：味甘、微苦，性寒。入肝、胃、心经。清热透表，解毒利咽。金银花"主热毒"（唐·陈藏器《本草拾遗》），"最能清火热之毒，而又不耗伤气血，故清火毒之药，必用金银花也"（唐·陈藏器《洞天奥旨》）；"凡肝家血虚有热以为病者，或脏腑、经络，或肉里，皆可用以撤其壅热，散其聚毒，不但为诸疮要药而已"（清·苏廷琬《药义明辨》）。金银花清热解毒同时，芳香宣散而不致血脉凝滞，亦无耗伤气血之虞。对以下三种热象，柴嵩岩常用金银花清热解毒：肝肾阴血不足兼夹虚热内生；肝郁日久化热；毒热侵袭胞宫。其临证时常与生甘草同用共清血热。

青蒿：味辛、苦，性寒而芳香。入肝、胆经。芳香清透，善清泄肝胆和血分之热，使阴分伏热外透而出，使热邪由阴分透出阳分。柴嵩岩常药用青蒿治卵巢早衰闭经阴虚内热之证见潮热汗出者。"凡苦寒之药多伤胃气，唯青蒿芬芳入脾，独宜于血虚有热之人，以其不伤胃气故也"（清·冯兆张《冯氏锦囊秘录》）。可见，青蒿虽苦寒却具不伤脾胃、不伤阴血之特点，宜用治卵巢早衰闭经血虚有热之证。金银花、黄连、黄柏、栀子、知母等亦苦寒清热，却有折胃之弊。犹在暑热季节，对感受暑湿之邪之急者，柴嵩岩亦常以青蒿配合荷叶兼清解暑热。

槐花：味苦，性微寒。入肝、大肠经。具清肝泻火之功。性寒苦降入血分，长于凉血。"槐花，苦寒下降，凉大肠、清血热之药也"（明·倪朱谟《本草汇言》）。一则，卵巢早衰闭经兼夹阳明热结之证，见大便干或不爽、苔黄厚诸症者，用槐花清大肠之热，并常与瓜蒌同用。二则，卵巢早衰闭经兼夹肝郁化火之证，见口苦咽干、烦躁易怒、脉弦稍数诸症者，用槐花清泻肝火，并常与夏枯草、菊花同用，达舒肝解郁，清大肠结热之效。

莲子心：味苦，性寒。入脾、肾、心经。莲子心苦寒清降，入心经，具清心降火之效。柴嵩岩常用莲子心治卵巢早衰闭经心肾不交之证，见心悸、心烦、头晕、健忘、潮热盗汗、失眠、舌无苔，脉细数诸症者，并常与天冬、百合、枸杞子、女贞子、墨旱莲配伍，"泻心坚肾，留欲尽之血，存生育之本"（清·汪绂《医林纂要》）。

栀子：味苦，性寒。入心、肺、三焦经。苦寒清降，缓缓下行，清心、肺、三焦之火而利小便，又具泻火除烦、交通心肾之效。"泻心火，安心神，敛相火妄行"（清·汪绂《医林纂要》）。卵巢早衰心肾不交之证，见心烦失眠、多梦诸症，舌尖红者，柴嵩岩常用其泻心火。

芦根：味甘，性寒。入肺、胃、肾经。甘寒，体轻质润，具清热除烦、生津止渴、和胃止呕之效。芦根不燥不腻，清热而不伤胃，生津而不敛邪。常用治卵巢早衰闭经兼夹热郁肺胃气分之证，见烦热、口渴、苔白诸症者，清胃热、清气分之热。

（八）祛湿化浊药及消导药

1. 用药要点

肾阴不足是卵巢早衰闭经之根本病机，滋补肝肾之"补"法贯穿治疗过程始终。若兼夹湿浊内蕴之证，见纳呆、周身困重、大便溏薄，舌苔厚腻，则需在滋补肝肾之"补"法与祛湿化浊之"利"法之间权衡利弊。

一则，本已肾虚阴亏。湿浊之邪碍脾胃，脾之运化不利，致气血失调，致血海愈不足。故治疗中愚湿浊内蕴之证时，应先考虑施"利"法祛湿浊，待湿浊已去，再予滋补肝肾之"补"法治疗。二则，即便未见湿浊之证，在长期施"补"法应用滋补药治疗后，亦须考虑因药性滋腻可能导致的湿浊内生病机出现。需动态观察患者治疗期间舌象之变化，若见舌苔由薄白变为白腻，则提示已现湿浊之证。此时诸"补"法须"让位"于祛湿化浊之"利"法。

柴嵩岩常用祛湿之法：

补肺气散湿浊：肺主气，司呼吸，通调水道，下输膀胱。可通过开提肺气、通调水道达到促进水液代谢之功能。补肺气散湿浊常用药物桔梗、贝母、桑白皮、杏仁等。此类药物有开提肺气、宣肺祛痰、泻肺行水、润肺下气之共性。

健脾利湿：脾位居中焦，为阴土，其性喜燥而恶湿。脾主运化，脾失健运，可致水湿停滞。健脾利湿常用药茯苓、白术、冬瓜皮、荷叶、砂仁等。

清热利湿：对湿浊壅滞，郁而化热者，常用车前子、萆薢、猪苓、茵陈、泽泻等清热利湿。

2.用药解析

车前子：味甘、淡，性微寒。入肾、膀胱经。善清热利水，兼可补益肝肾。柴嵩岩以车前子甘寒滑利之性、滋补肝肾之效，用治：①兼夹湿热之证，见小便淋沥涩痛，舌红、苔黄、脉细滑数诸症者，以车前子配合薏苡仁、泽泻、瞿麦、茵陈等清热利湿。②与女贞子、枸杞子、覆盆子配伍，补益肝肾，用治肾虚久不生育者，如五子衍宗丸（元·朱丹溪《丹溪心法》）之方义。③车前子不仅能滋补肝肾之阴，亦有清肝明目之效。卵巢早衰闭经见双目干涩者，常用车前子配伍女贞子、墨旱莲、菊花等，补肝肾、明眼目。④车前子体轻质滑，微寒降利，可作引经药引药下行。施滋阴养血之"补"法时，常以车前子作使药引药下行入血海。车前子、牛膝均可作引经药。车前子引血下行，又可补肝肾之阴；牛膝亦具引经之效，但有活血之性，血海亏虚者不宜用。

茯苓：茯苓味甘、淡，性平。入心、脾、胃、肺、肾经。淡渗利水祛湿，甘平补益脾气，利水而不伤正，又可宁心安神。茯苓"能利窍去湿……去湿则逐水燥脾，补中健胃"（明·张景岳《本草正》），是柴嵩岩常用之健脾利湿药。

薏苡仁：味甘、淡，性微寒。入脾、胃、肺经。甘淡利湿，微寒清热，清利湿热同时兼能健脾补肺。薏苡仁药力和缓，性和而不伤胃，益脾而不滋腻。主要功效清利湿热，补益之功甚小，用量可多，常用20g。卵巢早衰闭经兼夹脾虚湿蕴之证，见倦怠乏力、大便溏薄、腹胀、自汗、舌肥嫩、苔厚腻诸症者，柴嵩岩常药用茯苓、薏苡仁健脾利湿。

泽泻：味甘、淡，性寒。入肾、膀胱经。寒可清热，淡能渗湿，可"泻肾经之邪火，利下焦之湿热"（清·叶桂《本草再新》）。柴嵩岩常用泽泻治卵巢早衰肾阴不足兼夹虚火内生之证，所见潮热汗出、五心烦热诸症者，可与墨旱莲、地骨皮、生地黄配伍，养阴清热同时泻相火。

茵陈、瞿麦、冬瓜皮：均为清热利湿之品。卵巢早衰闭经多有肝气不舒病机。肝郁日久，郁而化热，木克脾土，脾虚运化不利，水湿内停，湿热内蕴，见口苦、小便不利，舌苔黄厚。柴嵩岩常于方中佐茵陈、瞿麦、冬瓜皮清热利湿。茵陈味苦、微寒，入肝、胆、脾经。苦能燥湿，寒能清热，善走中焦，祛肝胆湿热，又渗湿而利小便。瞿麦苦、寒，入心、肾、小肠、膀胱经。清心热，善走下焦，利小肠、膀胱湿热。瞿麦能入血分，清血热，并具活血祛瘀之效，可与活血化瘀之品如丹参、益母草、红花配伍，除湿活血。因瞿麦利湿同时走血，药力较大，不可多用，一般用至6g。亦常瞿麦与香附同用，走下而理气血。冬瓜皮味甘，性寒，归脾、小肠经。功效清热利水消肿，用治水肿胀满、小便不利之症。

砂仁、生麦芽、鸡内金：均为消导之品。砂仁辛散温通，芳香理气，偏行中、下二焦之气滞。入脾、胃经，尤善理脾胃之气滞。砂仁能引气归肾，兼有温肾化湿之功。临证卵巢早衰闭经，柴嵩岩常于重用熟地黄、何首乌、阿胶等质地滋腻之补药时配伍砂仁，一则除滋腻药碍脾胃之弊，如前人"砂拌熟地"之用法；二则引补益药归肾，可谓一举两得。生麦芽味甘，性平，归脾、胃经。具健脾开胃，行气消食之效。常用于宿食不消、脘闷腹胀，以及脾胃虚弱、食欲不振等症。鸡内金甘、平，归脾、胃、小肠、膀胱经，消食化积作用较强，并可健运脾胃。治疗卵巢早衰闭经见舌苔白厚者，柴嵩岩常用生麦芽或鸡内金健脾消食。食积较重者，亦生麦芽与鸡内金同用，增强消食导滞之力。

（九）其他药物

1. 用药要点

柴嵩岩临证卵巢早衰闭经，在依据治法选用滋阴养血、温肾助阳、健脾益气、活血化瘀、理气、舒肝解郁、清热、祛湿化浊药及消导等类药治疗同时，亦常根据舌、脉、症之表现，选用桂枝、浮小麦、钩藤、合欢皮、远志等药。

2. 用药解析

桂枝：辛、甘，温，入肺、心、膀胱经。辛温发散，甘温助阳而行里达表，具温通一身阳气、舒畅血脉之功效。桂枝"和营、通阳、利水、下气、行瘀、补中"（清·邹澍《本经疏证》），临床常以其向上向外、透达营卫、解肌发汗之性用治风寒表证。柴嵩岩临证卵巢早衰闭经药用桂枝，更偏重其温通之性。一则温通血脉之凝滞以促进血脉调畅；二则兼有寒湿证者，用其温化水湿，改善寒湿壅阻脉络之状；三则桂枝常与熟地黄等养阴药配伍，可佐制养阴药滋腻壅滞之弊。桂枝温通、助阳，易伤阴，兼夹阴虚火旺之证者不宜用，常用量 2～3g。以温通脉络时，亦应考虑到季节因素，冬季用至 3g，夏季则少用至 2g。牡丹皮与桂枝均有活血通脉、除血脉瘀阻之效。二者有寒、热之别，"桂枝气温，故所通者，血脉中寒凝；牡丹气寒，故所通者，血脉中结热"（清·邹澍《本经疏证》）。

细辛：味辛、性温，入心、肺、肾经。药力较强烈，既能发散表寒，又可散少阴风寒。柴嵩岩临证卵巢早衰闭经，常在经治疗后可见带下量增多、脉见滑象，提示阴血渐充，血海充盈之时，以细辛入方，以其辛温走动之性，助血海之温动。

浮小麦：味甘，性凉，入心经。甘能益气，凉以除热。入心经，益气除热止汗为其所长，甘麦大枣汤（汉·张仲景《金匮要略》）即以浮小麦此功效用治脏躁病，见悲伤、喜哭、忧郁诸症者。卵巢早衰闭经亦常兼见脏躁证者，柴嵩岩常以浮小麦入方，用之养心除烦。对卵巢早衰闭经见潮热汗出一症者，亦可用浮小麦益气、除减烦热。

合欢皮、远志：均具养心安神之效。合欢皮味甘，性平，入心、脾、肺经，具解郁安神之效，用治卵巢早衰闭经兼见心神不安、忧郁失眠之症。远志味辛、苦，性温，入心、肾、肺经。远志辛散、苦泄、温通，助心阳，益心气，可使肾气上交于心，交通心肾，故有安神益智之效，用治卵巢早衰闭经兼见惊悸、失眠、健忘之症。柴嵩岩常以二药单用或相须为用。

钩藤：味甘、微苦，性微寒。入肝、心包经。微寒质轻，善清肝与心包之实火，平上亢之阳，常用于肝火上逆、肝阳上亢及肝经风热诸证。柴嵩岩以钩藤清热平肝之性，用治卵巢早衰闭经兼见头痛之症，并常与葛根、川芎配伍。三药合用，清除阳明腑热，并通达心包，达祛除、平除肝火之效。

甘草：味甘，性平，归十二经。功效广泛，具补脾、润肺、解毒、缓急、和药诸效。临证卵巢早衰闭经，柴嵩岩喜用甘草调和诸药之药性。凡滋阴养血、健脾益气、温肾助阳、化瘀、清热、利湿、燥湿诸法用药，其药多具滋腻、燥、热、寒之性。生甘草入药，与热药同用，可缓和其热，防燥烈伤阴；与寒药同用，能缓和其寒，防伤及脾胃阳气；与寒热药同用，能调和药性以得其平；与峻烈药同用，又可缓和骏猛之力。治疗卵巢早衰闭经，尤取甘草缓心气、养阴血之效。

山茱萸：味酸、涩，性微温，入肝、肾经。既可补益肝肾、滋养精血、助元阳之不足；又以其收敛之性秘藏精气、固摄下元。卵巢早衰终为闭经之证，用时恐山萸肉收涩之性过重或有碍经血条达，常佐川贝母调理气机，开郁泄热散结。

三、常用药对解析

柴嵩岩临证卵巢早衰擅用药对。两药相须、相使或相佐，增强药效。

熟地黄与女贞子、熟地黄与天冬：三药均具滋阴之效。熟地黄滋阴之力较女贞子强，但较为滋腻；女贞子其性平和，补阴而不腻滞；天冬补阴之力更逊，亦无滋腻之弊。临证卵巢早衰闭经，柴嵩岩常以熟地黄、女贞子，或熟地黄、天冬，以药对入方，相使为用，加强补肾养阴之力。

熟地黄与何首乌、阿胶与何首乌：三药均具补血之效。熟地黄补肝肾、益精血作用强于何首乌，但滋腻较甚，易腻膈碍胃；何首乌无滋腻之弊，不碍胃，为熟地黄所不及；阿胶滋阴补血止血，亦较为滋腻。临证卵巢早衰闭经，柴嵩岩常以熟地黄、何首乌，或阿胶珠、何首乌，以药对入方，相须为用，共养阴血，填充血海。

熟地黄与丹参：熟地黄甘温质润，补阴益精，养血补虚；又质润入肾，善滋补肾阴，填精益髓。然熟地黄性质黏腻碍胃，长久服用可致气血壅滞。丹参性微寒而缓，功善活血祛瘀，祛瘀生新而不伤正。熟地黄与丹参做药对共用，滋阴养血同时，一则可借丹参活血之动性佐制熟地黄之黏腻；二则可借丹参偏寒凉之性，制阴虚所生内热。熟地黄与丹参两药相佐，滋阴养血而活血凉血，一静一动，静中有动，补而不滞。

熟地黄与川芎：熟地黄滋阴养血守而不走；川芎活血化瘀走而不守，且川芎可引熟地黄滋养之阴血下行至血海。两药相佐，一静一动，静中有动。

熟地黄与当归：熟地黄滋补下焦之阴其性静，滋阴精而养血。当归甘温质润，长于补血，"其味甘而重，故专能补血，其气轻而辛，故又能行血，补中有动，行中有补，诚血中之气药……"（明·张介宾《本草正》）。当归养血其性动，生新血而补血。对于阴血不足、冲任亏虚者，两药相须，养血益阴，静中有动，动中有静，长短互补相得益彰。

熟地黄与肉桂：肉桂味辛、甘，性大热，补火助阳，为纯阳之品。能补命门之火，纳气归肾，引火归原。"入二三分于补阴药中，则能行血药凝滞而补肾。"（明·李梴《医学入门》引朱丹溪语）柴嵩岩以熟地黄与肉桂组成药对，用治卵巢早衰闭经阴阳两虚之证者促进阴阳平衡。配伍药量：熟地黄 10g，肉桂 3g。两药既相使，熟地黄补血生精，滋阴养血；少量肉桂以其热性、动性，给血以"动力"，鼓动血海，达阴中有阳、阳中有阴、阴阳互补之效。两药亦相佐，熟地黄滋阴养血；肉桂防熟地黄燥热伤阴，又除熟地黄滋阴养血之凝滞，达补而不滞之效。

熟地黄与木香、熟地黄与砂仁、熟地黄与陈皮：木香辛散、苦降、温通，芳香而燥，可升可降，通理三焦，尤善行脾胃之滞气，具健脾消食之功。砂仁味辛，性温，入脾、胃、肾经。砂仁辛散温通，芳香理气，偏行中下二焦之气滞，亦善理脾胃之气滞，具行气和中，开胃消食之效。陈皮味辛、苦，性温，入脾、肺经。陈皮辛散苦降，温和不峻，芳香醒脾，长于理气健脾。木香、砂仁、陈皮皆具温通之动性，柴嵩岩临证常以三药入补剂之中。熟地黄滋阴养血但质腻，长期用药有碍脾胃。用熟地黄时，可用木香疏通气机，或用砂仁行脾和胃，或用陈皮行脾胃之气滞，三药分别与熟地黄相佐，一静一动，以免熟地黄滋腻重滞，窒而不灵，达补而不滞之效。

女贞子与墨旱莲：两药均味甘、性凉，均入肝、肾二经，具补益肝肾之阴、凉血清热之效。女贞子补益肝肾之力强于墨旱莲，补而不腻；墨旱莲清热凉血之力优于女贞子，并有止血之效。两药相须，相互促进，同补肝肾之阴。

女贞子与枸杞子：两药均具补益肝肾之效，相须为用，同补肝肾阴虚之证。论滋补之力，枸杞子强于女贞子；论清血热之功，女贞子优于枸杞子。枸杞子性质平和兼能润肺，女贞子补而不腻但药性偏寒凉。

枸杞子与何首乌：枸杞子甘平质润，长于滋补肝肾之阴，兼益肾中之阳；何首乌不寒、不燥、不腻，补肝肾益精血，兼收敛精气。两药相须，养阴血兼能顾护肾气。

杜仲与当归：杜仲味甘、微辛，性温，入肾经气分，补肝肾，补而不滞；当归味辛、甘、微苦，性温，入心、肝、脾经，补血活血，性动而主走。杜仲与当归相使为用，杜仲温肾走下，当归补血活血。

白术与玉竹：白术甘、苦性温，主入脾、胃经，健脾、燥湿，古人称健脾益气"第一要药"。然白术具温燥之性，久服或伤阴血，"宁知脾虚而无湿邪者，用之反致燥竭脾家津液，是损脾阴也"（明·缪希雍《本草经疏》）。玉竹味甘微寒，养阴润燥，养胃阴。柴嵩岩常以白术、玉竹组成药对，用治卵巢早衰闭经见舌嫩、少苔之脾虚阴亏之证，玉竹佐制白术之燥。

白术与山药：白术苦燥能补脾阳，其味甘兼咸又能益肾强阴，性虽阴而滞不甚故能渗湿。山药气温而平，可补脾肺之阴。两药相须为用，健脾益气同时又可燥湿利水、补肺肾实脾胃。

知母与玉竹：体润性寒，入肺、胃、肾经，擅滋阴降火，退虚热，生津液，润肠燥。知母苦寒清泄，主入气分，功专清泻胃火，"治足阳明火热，大补益肾水"（金·张元素《医学启源》）。玉竹入肺、胃经，味甘润和缓，亦寒，擅益胃生津，润燥止咳。柴嵩岩以两药相须，以其"寒"之共性，共治卵巢早衰闭经兼夹阴虚内热之证所见潮热汗出、口舌生疮、舌红少苔、脉细数诸症者。因二药性寒，不宜久服。

北沙参与石斛：北沙参味甘、淡，归肺、肾经，清肺热、养肺阴。石斛味甘，性微寒，归胃、肺、肾经，滋阴清热。两药皆入肺、胃经，具养阴清热之共性。柴嵩岩常以北沙参与石斛两药相须，用治卵巢早衰闭经兼夹阴虚火旺之证。

石斛与玉竹：两药共具养阴生津之效。石斛养胃阴、生津液之力较强，并可益肾阴，清虚热；玉竹甘平柔润，养肺胃之阴而除燥热，作用缓慢。两药相须，以增强养阴之力。

北沙参与女贞子、熟地黄与北沙参、熟地黄与玉竹、当归与阿胶、当归与枸杞子、当归与何首乌、玉竹与女贞子：均为滋补阴血药对。阴血同源而互生。两药相须，滋养阴血以达血海充盈。

北沙参与百合、北沙参与玉竹：三药皆入肺经，具补肺阴之共性。柴嵩岩创建"补肺启肾"之法，临证卵巢早衰闭经补肾亦从肺而治，补肺之阴达启肾阴之效。常以北沙参单用，或以北沙参与百合、玉竹，甚或三药共用组成药对相使为用，即柴嵩岩"补肺启肾"药对。

菟丝子与杜仲、菟丝子与续断、杜仲与续断：三味药均具甘、温之性，两药相使，温补肝肾。菟丝子补肝肾、益精血，不燥不腻；续断补肝肾同时尚可行血脉，通经络，补而不滞；杜仲补益肝肾，强腰膝。杜仲温补之力较菟丝子、续断为胜；续断补益同时兼理血脉，补而不滞；菟丝子偏于补阳。

菟丝子与枸杞子：菟丝子味辛、甘，性平，入肝、肾经，助阳而益精，平补肝肾，不温不燥。枸杞子味甘，性平，入肝、肾经，平补肝肾之阴。两药相须为用，平补肾中阴阳，用治于卵巢早衰闭经阴血不足之证。临床常用量各 10 ～ 15g。

菟丝子与蛇床子：柴嵩岩常用之温肾助阳药对。其一，侧重"善补阴者，必于阳中求阴"。卵巢早衰闭经多以肾阴不足、精亏血少为主要病机，治法以"阴"之恢复为重。然阴阳互生互根，滋阴同时适时、适当施助阳之法，佐少量助阳之品，有助阴血之化生。其二，侧重"善补阳者，必于阴中求阳"。当滋阴养血治法已见成效，冲任血海充盈至一定程度，脉象由沉细见滑象时，治法转以温肾助阳为主，而少佐滋阴养血之品以续血海。

太子参与当归、白术与阿胶、白术与当归、茯苓与当归：柴嵩岩常用之健脾益气养血药对。脾为后天之本，气血生化之源，健脾益气则后天气血得充，所谓"有形之血不能自生，生于无形之气"。

太子参与菟丝子、白术与菟丝子、茯苓与杜仲、茯苓与菟丝子：柴嵩岩常用之温补脾肾药对。肾为先天之本，脾为后天之本。脾主运化水谷精微，须借肾阳之温煦；肾之精气有赖于水谷精微不断补充与化生。脾与肾，后天与先天相互资生、相互影响。肾阳虚衰不能温养脾阳，或脾阳久虚不能充养肾阳，可致脾肾阳气俱伤。

桂枝与川芎：桂枝味辛、甘，性温。入心、肺、膀胱经。辛温发散，甘温助阳，可行里达表，有温通一身之阳气、流畅血脉之效。用桂枝，一则取其温通、走而不守之性，二则取其温化水湿、气化之性，改善局部气血运行，湿浊去则脉络通。川芎辛温，气香升散，下入血海。活血行气，既能活血祛瘀，又可行气开郁。两药皆具动性，相须为用，用治卵巢早衰病程日久者，调畅气血，以期改善胞宫、胞脉局部血运之状态。

车前子与墨旱莲：用治卵巢早衰闭经兼夹湿热之证，见舌红、苔黄诸症者滋补肝肾，清利湿热。车前子甘寒滑利，走而不守。既可清热利尿、渗湿止泻，又补益肝肾，清肝明目。墨旱莲酸、甘，性凉，入阴血之分，可滋补肝肾之阴。墨旱莲善主敛涩，守而不走。车前子与墨旱莲共用，两药既相须亦相佐，动静结合，共达补益肝肾之效。车前子与补肾药合用，可"行肝疏肾，畅郁和阳""令强阴有子"（明·倪朱谟《本草汇言》）。

茯苓与薏苡仁：二药均为淡渗利湿之品。卵巢早衰闭经兼夹脾虚湿蕴之证，见倦怠乏力、大便溏薄、腹胀、自汗、舌肥嫩、苔厚腻诸症者，柴嵩岩常以茯苓配伍薏苡仁，两药相使，补益脾气，清利湿热。茯苓、薏苡仁均能健脾，薏苡仁偏凉可清热，茯苓可宁心安神。

桑枝与川芎：用治卵巢早衰闭经胞脉瘀阻之证。桑枝味苦、微辛，性平，祛风湿而善达四肢经络，通利关节。川芎活血祛瘀。

茵陈与泽兰：用于卵巢早衰闭经兼夹湿浊瘀阻证，见舌嫩暗、苔黄腻者。茵陈苦泄下降，性寒清热，善清利脾胃肝胆湿热，使之从小便而出。

泽兰辛温芳散，善走肝经血分，功能活血化瘀，通经利脉，行而不峻。泽兰又辛香行散，入脾助运，行水利窍，适用于血瘀气滞所致之水肿。卵巢早衰闭经兼夹湿热者，以茵陈配伍泽兰，两药相须，清利湿热，泽兰又引药至经脉并具活血化瘀之性。

茵陈与扁豆：茵陈补脾化湿，补脾不腻，化湿不燥，兼有解毒之效。卵巢早衰脾虚有湿之证，见体倦无力、食少便溏或泄泻者，可用之补脾化湿。扁豆补益之力不及白术、山药，但不燥不腻，亦为补脾除湿之良药，且扁豆消暑、解毒功效为白术、山药所不及。茵陈与扁豆同用，两药相须，健脾利湿。

续断与黄柏：两药皆苦。续断性微温，入肾经血分，有补肝肾、通利血脉之功效；黄柏性寒，坚肾益阴，清泻相火，常配合补肾药用于清阴虚阳亢所致之虚火。两药相佐为用，一温一寒，共奏补肝肾、泻肾火之功，下焦虚热可平。

柴胡与川芎：柴胡芳香疏泄，可升可散。川芎辛散温通，活血走下。柴胡舒肝解郁，川芎活血化瘀。同为调理气血，两药相佐，一上一下，相辅相成。柴嵩岩临证卵巢早衰闭经，柴胡、川芎各单味药用量均不超过6g，同用时则根据患者月经周期以及辨证不同，用量有不同侧重。侧重走下，重用川芎。

瞿麦与川芎：用于卵巢早衰闭经日久胞脉瘀阻者。瞿麦体轻中空，宣通降利，通心经而利血脉，可用治血瘀经闭。瞿麦通利之性较强，可"破胎堕子，下闭血"（汉·《本经》）。川芎活血行气，为血中气药。两药相须，调理胞脉气血，以达改善内膜血运、增加子宫内膜受容性之效。

丹参与桃仁：丹参凉血活血，桃仁破血行瘀，两药相须，增强活血之力。

当归与桃仁、何首乌与桃仁：两药相使，养血活血并增强润肠通便之力。

合欢皮与远志：两药相须，解郁安神，交通心肾，用治卵巢早衰闭经兼见失眠、健忘之症。

金银花与生甘草：柴嵩岩清解血热之常用药对。尤其用于药源性卵巢早衰闭经者清热解毒。

柴胡与郁金：常用于卵巢早衰闭经肝气郁结所致气血瘀滞之证。柴胡善疏泄肝气而解郁结，又可启动相火；郁金舒肝解郁的同时又能入血分而行血中之滞。两药相须为用，行气活血，长于疏泄。

桃仁与红花：用于卵巢早衰闭经兼夹血瘀证者。桃仁味苦、甘，入肝经血分，苦能泄降导下以破瘀，甘能和畅气血以生新。红花辛、温，亦入肝经血分。"多用则破血，少用则养血。"（元·朱震亨《本草衍义补遗》）红花多用时，辛温走散，破血通经；少用时，可舒肝郁，助血海，和血养血，各有妙义。两药均能补能泻，相须为用，濡润行散、活血化瘀。

泽兰与益母草：用于卵巢早衰闭经兼夹血瘀夹湿证。泽兰、益母草均可活血祛瘀、利水消肿，常相须为用。此药对药性平和，行而不峻，久服不伤正。

川芎与当归、川芎与何首乌：养血而活血。一则长期服用养血药恐滋腻生湿，湿阻脉络致任脉不通；二则所养之血亦需流动方有生机。故养血同时佐活血之法，正所谓"流水不腐，户枢不蠹"。两药相佐，静动结合，养中求畅。

金银花与百合、金银花与北沙参、金银花与熟地黄、金银花与玉竹：卵巢早衰肝肾阴虚证常并见热象。阴液亏虚，水不制火，虚阳浮越而生内热，故滋补肝肾同时，养阴需清热，滋阴需降火。两药相使，养阴而清热。

槐花与丹参、槐花与桃仁：槐花苦、寒，入肝经。其性寒苦降入血分，长于凉血。"槐花，苦寒下降，凉大肠、清血热之药也。"（明·倪朱谟《本草汇言》）然寒主收引，易致血脉不畅，故佐丹参、桃仁，凉血而活血。

四、凭脉、舌、症、因用药

（一）凭脉用药

脉弦：提示有肝气不舒、肝郁气滞之证。若见脉弦细，提示肾水不足，水不涵木。舒肝药诸如柴胡、郁金、香附等，多性辛，有散性，易伤阴血，故见此脉象治疗不可急于施"舒"法舒肝，而以施"补"法滋肾水为主，药用天冬、熟地黄、墨旱莲、桑椹、女贞子、枸杞子等养阴。待治疗后脉可见滑象，提示阴血渐复，再行舒肝之法。

病程长者见脉滑数：卵巢早衰闭经多年病程较长者，多为肾阴不足，冲任血海空虚，一般脉象规律脉多沉细。若见脉滑数，有时并非提示血海充实而兼夹内热之证，实为阴血不足，虚阳浮越之证，即脉象与病证不符。这种情况下，在施滋阴养血"补"法同时，需注意敛阴，可药用山萸肉、白芍等敛阴之品以制阳，并佐枳壳行气而防敛性太过。

脉沉细：提示血海匮乏。出现此脉象时尽量不用活血、破血药，以防加重血海损伤。经治疗后脉象活跃而出现滑脉时，可适时予益肾养血、行气活血之法治疗，促进血海恢复。

脉细弱无力：提示先天禀赋不足，或后天伤损较重，脏气虚衰，血气不足。见此脉象时不宜滥用滋补。施"补"法时常药用女贞子、菟丝子、杜仲、北沙参、阿胶珠、当归、月季花、合欢皮等，轻补缓调，以待血气恢复。

初诊时脉象沉细无力，治疗后脉象滑而有力，情绪稳定，诸症缓解：

提示血海已逐渐充实。可结合基础体温、激素水平及 B 超检查结果，适时加大"化"法之力度，加用月季花、苏木等行气活血通经之品。

（二）辨舌用药

舌红：提示肝肾阴虚兼夹血海伏热。卵巢早衰病闭经者，血海已近枯竭之态，兼夹热证者在重补阴血之外，尚需佐用清心火之品，如莲子心、炒栀子等。

舌淡：提示阳虚之证，乃是阴损及阳。卵巢早衰闭经者多存在冲任血海空虚而肾阴不足病机。故临证见此舌象，不可见舌淡而仅辨阳虚之证，一味重用仙茅、淫羊藿、鹿胎膏、巴戟天等温肾助阳之品。需要在养阴治法基础之上，再施温肾之法。即便温肾，亦需以平和为要，不可太过，常药用菟丝子、杜仲、续断，补而不燥。

舌肥、苔白干：提示胃热伤阴。可药用芦根、荷叶清胃热。卵巢早衰闭经多年患者，忌用苦寒太过之品，有伤阴之弊。

舌嫩：提示脾气不足。见此舌象，可施健脾补肾之"补"法，药用白术、续断，同时可用桂枝 2 ～ 3g 加强气化功能。健脾补肾不可太过温热，如药用桂圆肉，恐其太热，用时可佐地骨皮清虚热。舌肥嫩又见苔厚者，提示脾气虚，运化不利，水湿内停。因气虚之同时又有湿邪，治疗不可过用寒凉药、活血药、滋补药，当先健脾祛湿。药用太子参、炒白术等补气药同时，可酌加泽泻、冬瓜皮利水湿。祛湿不宜太"动"，可用茯苓健脾渗湿。舌嫩暗又见苔有云雾状瘀斑者，提示阴阳两虚夹瘀。治法补阴养血同时需注意加强气化作用。

舌苔黄：提示肾虚兼夹湿热之证。见此舌象，可药用车前子、生麦芽加菟丝子。车前子清热利湿同时兼具补肾之功；生麦芽消食化浊；菟丝子补肝肾，温而不燥。

舌暗：提示或为阴血不足之证，或兼夹瘀滞之证。可在养血同时酌加血分药，养血化瘀。养血可用熟地黄、阿胶、何首乌、当归；化瘀可用丹参、川芎、桃仁、郁金、月季花、苏木、三棱。

舌苔厚：提示湿浊内阻之证。卵巢早衰闭经者多为肾精亏虚，治法常滋补肝肾。滋阴养血药黏腻滞浊，有碍气机运化，变生痰湿，加重湿浊阻络之证。见此舌象，不可急于施滋补肝肾之"补"法，而着重先施"利"法祛湿浊，即柴嵩岩解湿浊之"外衣"治法。常用生麦芽、大腹皮化湿浊。柴嵩岩经验，生麦芽具通性，化积同时有通乳作用，有一定调整女性内分泌之功效；大腹皮可去浮苔，同时有理气之效。若见舌苔黄厚，提示湿浊化热，可药用茵陈、白扁豆，清热利湿化浊。若见舌暗苔黄厚，提示痰湿瘀阻较重，可药用茵陈、泽兰清热化湿，行肠胃之滞，又兼可化瘀。若见舌苔白厚兼见唇黑，唇黑提示脾经有瘀、热，本可用知母养阴清热，然因苔白厚提示阳明湿浊，知母滋腻更易生浊，故见此舌象应改用槐花、丹参清阳明浊热，凉血活血。

舌苔白腻：提示兼夹湿浊之证。临证卵巢早衰闭经已见舌苔厚、舌苔白腻舌象之时，不宜再用熟地黄、女贞子、墨旱莲等滋腻之品养阴血，宜先施"利"法祛湿、化湿，药用冬瓜皮、莱菔子、香薷、大腹皮化湿浊，去湿浊之"外衣"。

舌苔黏腻：亦提示兼夹湿浊内蕴之证。见此舌象，施"利"法化浊燥湿。常药用砂仁，暑热季节亦可酌加荷叶，亦或茵陈配白扁豆。亦可用半夏。半夏性味辛温而燥，卵巢早衰闭经者多阴血不足，温散之品易耗伤阴血，故慎用为宜。亦可用香薷短期用药，配伍荷叶佐制香薷之散性。辨下焦湿热者可药用大腹皮、槐花。

舌红少苔：提示阴伤较重已生内热。可施滋阴清热之法。见此舌象，柴嵩岩常以知母配伍入方。知母，味苦、性寒，入肺、胃、肾经。清热泻火、滋阴润燥、止渴除烦。"知母之辛苦寒凉，下则润肾燥而滋阴，上则清肺金泻火，乃二经气分药也。"（明·李时珍《本草纲目》）柴嵩岩经验，知母清热兼具养阴之效，可养中焦之阴。知母性腻，无动性，守而不走，用时最好配伍茯苓，健脾渗湿。

舌瘦小无苔：提示脾肾不足之证。治法阴阳双补。柴嵩岩经验，从肾入手，脾气方可舒展。常药用黄精、枸杞子、玉竹等养阴；阿胶、熟地黄、何首乌等补血；茯苓健脾益气；肉桂温通。

（三）据症用药

四末不温：卵巢早衰闭经者因气血不能外达于四末而常见此症。即便见此症亦不能辨为阳虚之证。萆薢"性能流通脉"（清·张山雷《本草正义》），可"宣通百脉"（《本经》）。柴嵩岩经验，萆薢"可走四肢"，临床常以萆薢佐桂枝，宣通气血，温通血脉，治四末不温之症。

便秘：见此症常用瓜蒌、枳壳理气通便。但对不能及时复诊调整方药患者，为免因理气通便过度致阴液损伤，可考虑养阴血以润肠，常药用当归、熟地黄。当归苦干质润，养血活血同时亦具润肠通便之性；熟地黄甘、温，质地柔润，滋补阴精同时亦可润肠通便。

面色晦暗、肥胖、肌肉松弛、舌肥淡嫩：提示阳明脉过早衰于上。阳气不足，无以外达，故见面色晦暗；脾主统摄，主肌肉，脾虚统摄无权，则见肌肉松弛；脾虚运化不利，水湿停滞，故见面浮肢肿、肥胖。舌象多见肥淡嫩。施"补"法温脾补肾，常药用菟丝子、杜仲、白术、续断、茯苓、益智仁、覆盆子、太子参、山药、黄芪等。

喑哑、口干、舌瘦：提示阴血不足。阴血耗伤过度，津液不能上承，则见喑哑、口干；舌瘦，提示气血不足。施"补"法滋阴养血，常药用女贞子、石斛、百合、玉竹、枸杞子、墨旱莲、桑椹、北沙参、黄精、熟地黄、何首乌、白芍、当归、阿胶、生麦芽等。

情绪紧张、压抑：肝气不舒之征。可在治疗同时，辅以"舒"法舒肝解郁，常药用合欢皮、绿萼梅、玫瑰花、月季花、郁金、柴胡等。

子宫内膜薄：柴嵩岩观点，子宫内膜之厚薄程度，是冲任血海充盈与否之标志。子宫内膜薄，提示天癸枯竭，血海不足。可施"补"法，药用女贞子、石斛、百合、玉竹、枸杞子、墨旱莲、桑椹、北沙参、黄精、熟地黄、何首乌、白芍、当归、阿胶等滋阴养血，填充血海。同时常佐用瞿麦。瞿麦体轻中空，宣通降利。降利指有走下之性，"降也，阳中微阴"（明·陈嘉谟《本草蒙筌》），"沉而下降之药"（明·倪朱谟《本草汇言》），宣通指瞿麦可通心经而利血脉。诸滋阴养血药佐瞿麦，一则以瞿麦引滋阴养血药下行；二则以瞿麦通利之性除湿滞；三则以瞿麦佐制滋阴药之腻。

（四）审因用药

减肥过度：过度节食减肥可因二阳有病致卵巢早衰闭经，即柴嵩岩"二阳致病"学术思想。节食减肥，胃受纳不足，气血生化之源匮乏，冲脉隶于阳明，阳明经腑之气血虚则无余以下注血海，血海不足，则致月经量少、月经后期，甚至经水早绝。治疗时应注意：①施"舒"法补养心气。药用浮小麦，取五行相生"火生土"之意，通过养心气以健脾土。②施"补"法健脾益气。药用茯苓、白术健脾。③施"补"法补胃阴。药用知母、玉竹。④如患者形体瘦弱，即使纳差亦不可施"利"法加用消导药，如生麦芽。⑤可施"化"法，药用泽兰活血。泽兰活血同时入脾助运，较茜草、苏木更宜。

有多次流产史并见脉沉细无力：气血耗伤之征。这种情况，治疗不能急于施"促"法温动，温燥之品更易耗伤气血。治法宜"补"，益气养血，以养为主，待气血充盛，血海充盈，再施温动之法。

宫腹腔手术后：①手术过程或致邪热侵袭胞宫而感受毒热之邪。治疗时应注意施"清"法，清解余热、余毒，药用金银花、生甘草、地丁、连翘、蒲公英等。②术中毒邪侵袭可致术后宫腔、腹腔粘连。应注意施"化"法，化瘀散结，药用夏枯草、茜草炭、三七粉等。③宫腹腔手术可致冲任损伤。治疗时应注意施"补"法，顾护冲任肾气，常药用菟丝子、杜仲补肝肾。

试管婴儿失败后：有这种经历的患者多身心受损，情绪低落。此时治疗需注重施"舒"法，舒肝解郁，调理情志，而不可急于施"补"法补肾。可药用柴胡、郁金、月季花、绿萼梅、合欢皮等。

五、不同基础体温状态之用药

基础体温基线偏高：基础体温基线偏高时亦多见舌暗红，脉沉细。一或为阴血不足，阴虚兼夹内热；二或为血脉瘀滞，瘀而化热。临证遇此情况，柴嵩岩常以熟地黄、桃仁二药配伍，补阴敛阳，清瘀热，降低基础体温基线。

基础体温已呈上升趋势：卵巢早衰闭经者经治疗后，基础体温呈上升趋势，伴见带下量增多，少腹坠胀，脉有滑象，提示阴血恢复、血海充盛。此时可适时乘势施"促"法温阳。亦可药用桂圆肉滋养气血，温动血脉，同时佐白芍敛其动性以护卫血海。

卵巢早衰闭经经治恢复自然月经、既往基础体温呈持续单相后现再次上升：可乘势予养血药用至10天，有助基础体温持续上升以维持黄体期，血海充实有续。

基础体温呈持续单相，脉沉细、无滑象，见闭经、心慌、失眠诸症：提示除血海不足，亦有心脾不足之证。治疗以"补"法为主，养血补心气填精，常用药物熟地黄、女贞子、枸杞子、白芍、阿胶珠、浮小麦、丹参、何首乌等。若此时急于施"促"法温肾助阳或施"化"法活血化瘀，急功近利之嫌。

基础体温呈单相，脉见滑象：提示血海尚充盈，可适时施"促"法温肾助阳，活血通络、填充血海、补益肾气，以期促进排卵。可药用巴戟天、肉桂、蛇床子、乌药等。

基础体温呈高温相：提示血海充盛，阴盛阳生，已排卵。排卵后治疗以"补"法为主，温肾固冲，常用药物墨旱莲、覆盆子、杜仲、菟丝子等。

基础体温至高温相后呈下降趋势：如此时患者在避孕中，可因势利导施"化"法活血调经，常用药物川芎、益母草、当归、香附、苏木等。

月经后基础体温过早上升，低温期过短：提示阴血不足。施"补"法滋阴养血固冲，药用熟地黄、山茱萸、白芍、阿胶等。

第五章

柴嵩岩辨治卵巢早衰医案

一、因情志因素致卵巢早衰

案 1　脾肾不足，肝郁血虚

谢某，女，38 岁，已婚。首诊日期：2008 年 7 月 1 日。

【主诉】闭经 1 年 6 个月。

【现病史】13 岁月经初潮，既往月经周期规律，一月一行。2005 年有一段时间因工作压力大，出现周期后错渐至月经稀发，每 2 ～ 6 个月一行。2007 年 1 月末次自然月经后闭经。2007 年 8 月某医院诊断为卵巢早衰。曾予补佳乐加黄体酮、克龄蒙等药物治疗，后发现乳腺增生停止治疗，现停药 5 个月。2008 年 5 月 28 日阴道有少量褐色分泌物，持续 3 天。现烦躁、健忘、多梦易醒。纳可，二便调。舌嫩红，唇周色暗，脉细滑。

【孕产史】婚后顺产一胎。

【检查】2007 年 8 月激素水平检查：FSH 79.20IU/L；LH 46.30IU/L；E_2 75.97pmol/L。

【西医诊断】卵巢早衰。

【中医诊断】闭经。

【病证分析】13 岁初潮，"二七而天癸至……月事以时下"。其后月经规律，提示既往肾阴及血海充实而有继。患者首诊候诊时显烦躁不安状态，就诊时语音高亢。经问诊得知，患者平素即性情急躁，情绪不稳，遇事易怒。

本案患者素有肝郁病史。肝为将军之官，其性刚强，须得疏泄条达，以柔和为顺，气血平和。平素压力过大，急躁易怒，肝气郁结伤肝，肝藏血、主疏泄功能失调。情志不畅，肝气郁而不条达，气滞则血行不畅，脉络瘀阻，故见月经后期渐至闭经。肝气郁结，郁久化火，暗耗阴血，阴血不足，不能荣肾填精，滋养冲任，下养胞宫、胞脉，亦致闭经；肝失条达，肝木克脾土，影响中焦升降纳运之功，精微不生，气虚血亏，冲任血海不足，胞宫、胞脉失养，肾精生化乏源，肾气无所化，天癸无所养，经血匮乏，遂到经水早断；气血不足，心神失养，心肾失交，水火不济，心血不足，故见健忘、多梦易醒诸症；足阳明胃经绕唇周，唇周色暗，考虑阳明经络气机不畅；舌嫩红，提示气阴不足，伏热内结；脉细，提示肾虚血亏，仍可见滑象提示冲任血少但尚未至枯。

【辨证要素】素禀性情急躁；月经错后渐至闭经；烦躁、健忘、多梦易醒；舌嫩红、脉细滑。

【辨证思路】

$$\text{肝郁}\begin{cases}\text{肝郁化火} \rightarrow \text{伤阴} \rightarrow \text{肝肾不足}\\\text{木克脾土} \rightarrow \text{脾虚} \rightarrow \text{化源不足}\end{cases}\text{冲任无继，血海空虚，经水早绝}$$

【中医证候】脾肾不足，肝郁血虚。

【治法】健脾补肾，舒肝养血。

【处方】太子参15g，菟丝子15g，当归10g，冬瓜皮20g，合欢皮9g，阿胶珠12g，绿萼梅6g，丹参10g，蛇床子3g，鸡内金6g，女贞子12g，郁金6g。20剂。

【方解】

君药：太子参、菟丝子。

臣药：冬瓜皮、蛇床子、当归、阿胶珠、女贞子。

佐、使药：绿萼梅、郁金、合欢皮、鸡内金、丹参。

针对脾肾不足、血虚之证施"补"法。药用柴嵩岩温补脾肾之经验药对太子参、菟丝子为君。太子参味甘、微苦而性平，偏微寒，既能益气，又可养阴生津，且药力平和，为清补之品。菟丝子入肝、肾、脾经，温养肝肾。柴嵩岩补肝肾喜用菟丝子，"补肾养肝，温脾助胃之药也。但补而不峻，温而不燥，故入肾经，虚可以补，实可以利，寒可以温，热可以凉，湿可以燥，燥可以润……"（明·倪朱谟《本草汇言》）。以蛇床子、当归、阿胶珠、女贞子、冬瓜皮共为臣。蛇床子辅助君药菟丝子温肾；女贞子补益肝肾之阴，协调阴阳；当归、阿胶珠养血滋阴；冬瓜皮"走皮肤，去湿追风，补脾泻火"（清·叶桂《本草再新》），助君药太子参健脾又有祛湿泻火之效。

兼夹肝郁之证施"舒"法。以绿萼梅、郁金、合欢皮、鸡内金、丹参为佐、使。绿萼梅、郁金舒肝解郁，行气活血；合欢皮解郁、安神、活血；丹参入血分活血；鸡内金消食导滞，又可防阿胶珠过于滋腻。

首诊全方"补"法、"舒"法共用，健脾补肾、舒肝解郁。以静为主，静中有动。

二诊：2008 年 11 月 4 日。

患者诉服药 1 个月后基础体温持续上升 20 天月经未至。查尿酶免阳性，证实早孕。因已生育 1 胎，于 2008 年 9 月 8 日行人工流产刮宫术。术后月经未潮。舌淡暗红，苔薄白，唇周色暗减轻，脉细滑。

处方：首乌藤 15g，黄精 10g，当归 10g，炙甘草 6g，阿胶珠 12g，川芎 5g，鸡内金 15g，女贞子 15g，茯苓 10g，郁金 6g，川续断 20g，杜仲 10g。7 剂。

患者服药 1 个月后妊娠，提示卵巢功能有所恢复。二诊时考虑人工流产刮宫术后阴血重伤，施"补"法为要，药用黄精、当归、阿胶珠、女贞子养阴血，补血海亏失；以柴嵩岩温补肝肾之经验药对续断、杜仲补肝肾。

按语：本案患者首诊时闭经，伴失眠健忘，舌嫩红，脉细滑，素有肝郁病史，辨证脾肾不足，肝郁血虚。

长期精神压力蓄积不得疏解、宣泄致肝郁。肝郁化火伤阴，肝郁克脾而化源不足，或终致冲任血海无继而亏虚，肾精不得充养，血海亏伤，经水早绝。治疗若仅考虑温补脾肾、活血通经而忽视肝郁病机，则有急功近利之嫌。肝郁不解，木克脾土，脾肾不足病机亦难以改善。针对肝郁病机，在施健脾补肾之"补"法同时，辅以"舒"法舒肝郁清肝热。

　　柴嵩岩舒肝常用绿萼梅、玫瑰花、月季花，对三药用法有独特经验。三药皆入肝经，同具舒肝解郁之效。绿萼梅味酸涩，性平，入肝、胃经，舒肝解郁，又具醒脾、理气和中之效。柴嵩岩经验，绿萼梅舒肝理气不伤阴，35 岁以上年龄偏大女性用之舒肝解郁，药力较和缓，尤围绝经期综合征肝郁证者更宜用。玫瑰花味甘、微苦，性微温，归肝、脾、胃经，芳香行散，入气分，舒肝解郁，又兼和血调经之效。玫瑰花亦药性较为平和，生活中常可用之代茶饮。肝郁症状明显且有两胁满闷症状者，可用玫瑰花舒肝；月经量多、病情轻浅者可用之调经；闭经者一般情况下不用。月季花味甘、性温，入肝经血分，能通行血脉，可用于活血调经，对月经量少、月经错后甚或闭经诸病更具针对性。但血海不足则无血以动，脉无滑象时不宜用。卵巢早衰闭经者经治疗后，在基础体温较稳定、脉见滑象，提示血海充实之时方可用之。绿萼梅、玫瑰花偏入气分，舒肝解郁作用明显；玫瑰花尚有和血调经之效。本案患者年龄38 岁，病因起于肝气不舒致阴血耗伤。绿萼梅性平而无燥性，芳香理气不伤阴血，故选绿萼梅舒肝理气最为适宜。

案2　脾肾不足，血海亏损

苏某，女，39 岁，已婚。首诊日期：2011 年 10 月 15 日。

【主诉】未避孕不孕 2 年，闭经 5 个月。

【现病史】既往月经周期规律，28 ～ 30 天一行，经期 5 天，经量中。2008 年一度劳累之后月经稀发，2 ～ 3 个月一行，经中药治疗后周期一度恢复正常，2009 年起月经周期再度紊乱错后，2009 年 10 月时闭经 3 个月在当地医院就诊，激素水平检查：FSH 40.78IU/L，诊断卵巢早衰。曾间断用克龄蒙及中药治疗，停药后闭经 5 个月。末次月经 2011 年 5 月 22 日，经量少。末前次月经 2011 年 1 月 23 日，经量中。现闭经，伴潮热汗出，腰酸，时有心慌，眠欠佳，纳可，大便不成形，日 1 ～ 2 次。舌淡嫩，脉细滑。

【孕产史】2001 年药物流产 1 次，此后工具避孕。现未避孕不孕 2 年。

【检查】2011 年 8 月 24 日激素水平检查：FSH 117.04IU/L；LH 52.94IU/L；E_2 53.80pmol/L。2011 年 8 月 29 日 B 超检查：子宫三径 33mm×26mm×29mm，子宫内膜厚度 0.17cm；左卵巢 17mm×8mm，右卵巢 18mm×10mm，未见卵泡。

【西医诊断】卵巢早衰、继发不孕。

【中医诊断】闭经、不孕症。

【病证分析】患者既往月经规律，因一度处于劳累之生活状态出现月经紊乱渐至闭经。

劳则耗气伤阴，气血乏源，血海无继而空虚，致经水由少至闭并不孕；肾所藏先天之精及化生之元气，赖脾气运化水谷之精充养、培育方能充盛。后天气血不足，日久损及先天肾气。肾气不足，天癸匮乏，冲任不充，血海乏枯。脾虚气血化生不足，心神失养，故见心慌、眠欠佳诸症；脾虚运化不利，故见大便不成形；肾虚则见潮热汗出、腰酸诸症；舌淡嫩，脉细滑，亦为脾肾不足之征。

【辨证要素】一度劳累之生活状态；不孕；闭经；潮热汗出、腰酸、心慌、眠欠佳、大便不成形；舌淡嫩、脉细滑。

【中医证候】脾肾不足，血海亏损。

【治法】健脾补肾，养血调经。

【处方】菟丝子 15g，续断 15g，乌药 6g，蛇床子 3g，桂圆肉 12g，茯苓 10g，白术 10g，枸杞子 15g，当归 10g，阿胶珠 12g，荔枝核 10g，莲子心 3g，远志 5g，川楝子 6g。20 剂。

【方解】

君药：菟丝子。

臣药：续断、乌药、蛇床子、桂圆肉、茯苓、白术。

佐、使药：枸杞子、当归、阿胶珠、荔枝核、莲子心、远志、川楝子。

针对脾肾不足之证，施"补"法、"促"法。以菟丝子为君。菟丝子气和性缓，能浮能沉，性气薄而味厚，善入肾经，补肾益精，阴阳并补。臣以桂圆肉、茯苓、白术，健脾益气；续断、乌药、蛇床子亦为臣，助君药菟丝子温肾助阳。

针对血海亏损之证，施"补"法、"舒"法、"清"法。佐以枸杞子、当归、阿胶珠养阴血；荔枝核散寒滞、通血脉；远志交通心肾；少用川楝子、莲子心清心火以佐制温肾健脾之品温燥之性。

全方以温补脾肾为要，阴中求阳，温而不燥，动中有静。

二诊： 2011 年 11 月 5 日。

药后带下量增多，腰酸症状减轻。基础体温呈单相。舌淡，脉沉滑。

处方：当归 10g，太子参 12g，桂圆肉 12g，川芎 5g，续断 15g，蛇床子 3g，何首乌 10g，香附 10g，杜仲 10g，淫羊藿 6g，生麦芽 12g，桃仁 10g，炒槐花 5g，茜草 12g，月季花 6g，百合 10g，瞿麦 6g。30 剂。

首诊药后带下量增多、腰痛症状减轻。二诊延续首诊温补脾肾之"补"法，调整用药。改以太子参健脾益气兼以养阴；杜仲、淫羊藿补肾走下。施"化"法，加用桃仁、茜草、月季花活血化瘀，疏通经脉。

三诊： 2011 年 12 月 13 日。

基础体温呈上升趋势，潮热汗出症状减轻，二便调。舌肥嫩暗，脉沉细滑。

2011 年 11 月 10 日激素水平检查：FSH 16.14IU/L；LH 5.85IU/L；E_2 236.97pmol/L。

处方：太子参 10g，阿胶珠 12g，当归 10g，远志 5g，何首乌 10g，茜草 12g，桃仁 10g，茯苓 10g，巴戟天 3g，桂圆肉 12g，车前子 10g，川芎 5g，白术 10g，百合 12g。40 剂。

经首诊、二诊补肾健脾之"补"法治疗后，带下量较前增多，潮热汗出、腰酸症状改善；血清 FSH、E_2 水平改善。三诊以太子参、茯苓、白术、桂圆肉健脾益气；巴戟天温补肾阳；阿胶珠、当归、何首乌养血。

四诊：2012 年 1 月 14 日。

患者诉近日工作压力大，精神情绪紧张。基础体温呈单相。带下量增多，二便调。舌肥嫩暗，脉细弦滑。

2012 年 1 月 10 日激素水平检查：FSH 59.59IU/L；LH 25.11IU/L；E_2 209.19pmol/L。

处方：柴胡 5g，枳壳 10g，当归 10g，月季花 6g，茵陈 12g，夏枯草 12g，杜仲 10g，菟丝子 20g，百合 12g，茜草 12g，桃仁 10g，莱菔子 10g，炒槐花 6g，川芎 5g，丹参 10g。20 剂。

四诊时脉显弦象为肝气不舒之征，考虑有肝气不舒病机；血清 FSH 水平有反复。四诊调整既往数诊"补"法之力度，去三诊方巴戟天、白术等温燥之品，仅以菟丝子、杜仲两味平补肝肾以调阴阳；施"舒"法，以柴胡、月季花、夏枯草舒肝解郁。

五诊：2012 年 2 月 11 日。

基础体温呈单相。带下量增多，近日乳房胀痛。舌淡暗，脉细滑。

处方：阿胶珠 12g，北沙参 15g，熟地黄 10g，丹参 10g，茜草 12g，合欢皮 10g，生甘草 5g，鱼腥草 15g，莱菔子 10g，女贞子 15g，桃仁 10g，当归 10g，槐花 6g，绿萼梅 6g，百合 12g，川芎 5g。20 剂。

五诊施"补"法、"清"法。药用北沙参、熟地黄、女贞子、百合润燥养阴；阿胶珠、当归养血；鱼腥草、生甘草、槐花清热。针对乳房胀痛之症，加绿萼梅舒肝解郁。

六诊：2012 年 3 月 17 日。

基础体温呈单相。乳房胀痛症状缓解，带下量少。舌淡，苔薄白，脉细滑。

处方：菟丝子 15g，肉桂 3g，车前子 10g，川芎 5g，当归 10g，白术 10g，生甘草 5g，熟地黄 10g，女贞子 15g，蛇床子 3g，何首乌 10g，夏枯草 12g，茜草 12g，月季花 6g，杜仲 12g，郁金 6g，益母草 10g。20 剂。

七诊：2012 年 4 月 14 日。

基础体温呈单相平稳。舌淡，脉细滑。

处方：何首乌 10g，当归 10g，枸杞子 15g，百合 10g，月季花 6g，茜草 12g，白术 10g，茯苓 10g，女贞子 15g，桃仁 10g，杜仲 10g，钩藤 15g，绿萼梅 6g，苏木 10g，菟丝子 15g。20 剂。

八诊：2012 年 5 月 26 日。

基础体温呈单相。带下量少，二便调。舌淡暗，脉细弦。

处方：何首乌 10g，太子参 15g，桂圆肉 12g，巴戟天 3g，当归 10g，车前子 15g，薏苡仁 20g，茯苓 10g，月季花 6g，淫羊藿 6g，茜草 12g，合欢皮 10g，郁金 6g，阿胶珠 12g。20 剂。

九诊：2012 年 8 月 18 日。

闭经 1 年余复诊。基础体温呈单相，近日有不典型上升。舌淡暗，脉细滑。

处方：当归 10g，桃仁 10g，郁金 6g，车前子 10g，夏枯草 12g，桂圆肉 12g，何首乌 10g，川芎 5g，月季花 6g，白术 10g，巴戟天 3g，生麦芽 12g。20 剂。

六、七、八、九诊贯以"补""化""舒"诸法治疗，补肾健脾、活血解郁调经。

十诊：2012 年 11 月 17 日。

末次月经 2012 年 10 月 13 日，经前基础体温呈不典型双相，经期 6

天，经量中。

2012年10月14日激素水平检查：FSH 15.81IU/L；LH 5.48IU/L；E$_2$ 183.50pmol/L。2012年10月14日B超检查：子宫三径4.1cm×3.4cm×3.2cm，子宫内膜厚度0.4cm；左卵巢1.9cm×1.0cm，右卵巢2.1cm×1.0cm。

处方：枸杞子15g，菟丝子15g，桂圆肉10g，牡丹皮10g，瞿麦6g，益母草10g，川芎5g，熟地黄10g，月季花6g，金银花12g，枳壳10g，茵陈12g，浙贝母10g。20剂。

经治1年，患者恢复排卵性月经；血清FSH、E$_2$改善；子宫、卵巢较治疗前增大，子宫内膜增厚。

按语：本案首诊、二诊辨证脾肾不足，血海亏损，治法补肾健脾、养血调经。患者药后带下量增多，潮热汗出、腰酸症状改善，激素水平改善。四诊针对肝气不舒病机，减少温肾健脾诸温燥之品，仅以菟丝子、杜仲平补调治，同时加用柴胡、月季花、夏枯草舒肝解郁。五诊兼夹肝郁气滞之证，治法养血育阴清热，同时以绿萼梅舒肝解郁。六、七、八、九诊贯以补肾健脾、活血解郁调经之法治疗。十诊后肝郁之证改善，梳理辨证，再辨证脾肾不足。之后数诊再守补肾健脾治法，佐活血调经之法施治，以期改善卵巢及子宫之气机、血液运行。如此治疗1年余，终恢复排卵性月经，B超检查提示子宫、卵巢恢复正常大小，激素水平改善。

案3　肝肾阴亏，冲任不足，血虚夹瘀

陈某，女，35岁，已婚。首诊日期：2009年7月7日。

【主诉】未避孕未孕1年，月经错后1年，闭经4个月。

【现病史】14岁月经初潮，既往月经规律，30天一行，经期5天，经量中。近1年月经紊乱，周期40～90天一行，经期3～5天，经量少。末次月经2009年3月14日，较前5天，经量少。末前次月经2009年1月3日，较前3天，经量少。现闭经4个月。阴道干涩，纳可，眠欠安，二便调。自诉平素工作劳累，精神压力大。舌暗，少苔，脉细滑。

【孕产史】结婚 2 年，2001 年人工流产 1 次。现未避孕未孕 1 年。

【检查】2009 年 6 月 15 日激素水平检查：FSH 42.52IU/L；LH 16.76IU/L；E_2 120pmol/L；PRL 198.86mIU/L。2008 年 5 月 10 日 B 超检查：子宫三径 4.2cm×3.1cm×2.8cm，子宫内膜呈线状；左卵巢 2.0cm×1.0cm，右卵巢 1.2cm×1.2cm，未见卵泡。

【西医诊断】卵巢早衰。

【中医诊断】闭经。

【病证分析】患者现值"五七"之年，阳明脉衰、肾气渐弱、冲任血海渐至不足，生殖能力相对降低。此时计划妊娠，精神压力较大，情绪焦虑，日久致肝郁。肝气不舒，木克脾土，加速阳明脉衰进程，肾气衰弱，卵巢储备功能下降致卵巢早衰、不孕；平素劳累繁重，耗伤阴血，冲任血海匮乏，亦致经量减少及闭经；肾阴不足，心肾不交，见眠欠安；肾阴不足，不能下润阴窍，见阴道干涩；舌暗，少苔，脉细滑为肾阴不足之象。

【辨证要素】劳累、精神压力大生活状态史；闭经；不孕；眠欠安、阴道干涩；舌暗、少苔、脉细滑。

【中医证候】肝肾阴亏，冲任不足，血虚夹瘀。

【治法】补肾舒肝，养血填冲，通络活血。

【处方】何首乌 10g，枸杞子 12g，茯苓 12g，白术 10g，续断 15g，杜仲 10g，益母草 10g，丝瓜络 10g，月季花 6g，桃仁 10g，郁金 6g。20 剂。

【方解】

君药：何首乌、枸杞子。

臣药：茯苓、白术、续断、杜仲。

佐、使药：益母草、丝瓜络、月季花、桃仁、郁金。

首诊辨证肝肾阴亏兼夹瘀滞之证，治法养阴补血、活血化瘀。柴嵩岩临证肝肾阴亏之证，首诊常遵循这样的组方原则：养阴血不过于滋腻；补肾健脾不过度温燥；活血化瘀适度不宜破血；药力宜平而缓。

首诊施"补"法。药用柴嵩岩养阴血之经验药对何首乌、枸杞子为君。二药共养阴血兼能顾护肾气，性质温和，不寒不燥，无滋腻之弊；借茯苓、白术健脾气之效助君药补阴血；以柴嵩岩温补肝肾之经验药对杜仲、续断补肝肾、调血脉，缓缓而补，补而不滞。酌施"化"法、"舒"法。药用益母草、月季花、桃仁、郁金活血化瘀、舒肝调经；丝瓜络疏通经脉。全方药味少、药量轻，但有"补"、有"化"、有"舒"，静中有动，以柔克刚，待阴血恢复。

二诊：2009 年 8 月 11 日。

首诊药后带下量增多。末次月经 2009 年 7 月 12 日，经期 3 天，经量少、色暗红，经前基础体温呈单相。舌红，脉细滑。

处方：北沙参 12g，地骨皮 10g，百合 10g，生甘草 6g，枸杞子 12g，川芎 5g，月季花 6g，绿萼梅 8g，桃仁 10g，丹参 12g，石斛 12g，莱菔子 10g。7 剂。

首诊药后带下量增多，月经恢复，提示阴血逐渐恢复。现可见舌红、脉细滑，提示阴虚兼夹内热之证是当前主要病机，养阴亦需清热。二诊治法虽仍以"补"法为要，调整"补"之用药。以柴嵩岩"补肺启肾"之经验药对北沙参、百合，入肺经，养肺阴、启肾水，从肺而治。弃用首诊方续断、杜仲、白术等温肾健脾之品，以期养阴药之力专。辅以"化"法，以川芎、桃仁、丹参活血调经；辅以"清"法，以石斛、地骨皮清虚热，滋肾水，于静中有动。

三诊：2009 年 9 月 7 日。

末次月经 2009 年 8 月 29 日，经前基础体温呈不典型双相。现时感下腹痛。舌淡红，苔薄白，脉细滑。

2009 年 8 月 30 日激素水平检查：FSH 11.21IU/L；LH 4.17IU/L；E_2 70.00pmol/L。

处方：何首乌 10g，当归 10g，合欢皮 10g，阿胶珠 12g，地骨皮 10g，女贞子 15g，茯苓 10g，生甘草 5g，墨旱莲 12g，月季花 6g，大腹皮 10g，川芎 5g，杜仲 10g，菟丝子 20g。7 剂。

现舌色由二诊时舌红转为三诊时舌淡红，提示阴虚内热之证改善。三诊恢复"补"法之力度，以何首乌、当归、阿胶珠、女贞子、墨旱莲数味，重养阴血；以杜仲、菟丝子，平补肝肾；佐地骨皮、生甘草，防补肝肾药温燥生热；以川芎引所养之阴血下入血海。全方求静，阴中求阳，且药力和缓，补而不腻，温而不燥。

四诊：2009 年 9 月 15 日。

末次月经 2009 年 8 月 29 日。现基础体温呈不典型上升 6 天。舌嫩暗，脉滑无力。

处方：当归 10g，熟地黄 10g，阿胶珠 12g，川芎 5g，枳壳 10g，郁金 6g，杜仲 10g，续断 15g，益母草 6g，乌药 6g，生甘草 5g，茯苓 10g，菟丝子 20g。7 剂。

四诊延续滋阴养血之"补"法固疗效，药用熟地黄、当归、阿胶珠养血填冲。已见基础体温有所上升，脉见滑象，适时施"促"法，以菟丝子、杜仲、续断温肾助阳。延续"化"法，以川芎、郁金、益母草活血。全方阴阳双补，阴中求阳，阳中求阴。

五诊：2009 年 9 月 22 日。

末次月经 2009 年 8 月 29 日。基础体温上升 13 天。舌淡红，脉细滑。

处方：当归 10g，续断 12g，女贞子 12g，山药 12g，月季花 5g，川芎 5g，夏枯草 12g，枳壳 10g，丝瓜络 10g，杜仲 10g，桑寄生 15g。7 剂。月经第 5 天始服。

五诊时基础体温已上升 13 天，嘱患者暂停服药。如月经来潮，于月经第 5 天服药。

六诊：2009 年 9 月 29 日。

末次月经 2009 年 8 月 29 日。现基础体温处高温相。大便溏。舌淡暗，脉细滑。近日查尿 HCG 阳性。

处方：菟丝子 15g，山药 15g，白术 10g，枸杞子 12g，苎麻根 6g，远志 5g，侧柏炭 12g，莲须 15g，百合 15g，椿皮 5g，墨旱莲 15g。7 剂。

患者已孕。既往卵巢功能下降，现便溏，舌淡暗，脉细滑，当前辨证肾虚、脾虚、血瘀。施"补"法，药用菟丝子、枸杞子补肾；山药、白术健脾。虽有血瘀病机，暂不宜施"化"法，不可动血以免扰动胎元。现虽无热象，仍需施"清"法，佐侧柏炭、苎麻根、莲须、墨旱莲，清热固冲、益肾安胎。

七诊：2009 年 10 月 13 日。

已孕 34 天。基础体温稳定。自觉有不规律下腹坠痛，无异常子宫出血。舌红，苔薄白，脉沉细滑。

2009 年 9 月 28 日 B 超检查：宫内见 0.2cm 无回声区，疑似妊娠囊。

处方：覆盆子 15g，侧柏炭 12g，地骨皮 10g，小蓟 12g，墨旱莲 12g，椿根皮 5g，山药 10g，玉竹 10g。7 剂。

下腹坠痛提示冲任不固，续予补肾固冲清热安胎法治疗。

八诊：2009 年 11 月 3 日。

2009 年 10 月 20 日自然流产，未清宫。现阴道出血量多，眠欠安，大便 3 日一行。舌暗，苔薄白，脉细滑。

处方：首乌藤 12g，丝瓜络 10g，远志 6g，续断 15g，枸杞子 12g，合欢皮 10g，川芎 5g，益母草 10g，野菊花 12g，三七粉 3g。7 剂。

现患者自然流产愈 2 周，阴道出血持续、量多。八诊以三七粉、益母草合用，化瘀止血。

柴嵩岩经验，同样是出血多，完全流产与不全流产在治法上须加以区分。对完全流产而见出血多者，通常可予固冲止血之法为主做止血治疗。但固冲止血之法固涩收敛易留邪滞，对不全流产而见出血多者，再施固涩之法则恐留后患。本案患者流产后并未清宫，尚不能判断是否完全流产，此时出血多就不能除外因流产不全宫内稽留物导致。这种情况下，不宜妄用固涩收敛止血之法，而以化瘀止血之法更宜。止血之用药，生牡蛎、棕榈炭、藕节因皆具固涩收敛之性，此时需慎用。三七粉"和营止血、通脉行瘀"（清·黄元御《玉楸药解》），"善化瘀血，又善止血妄行……病愈后不至瘀血留于经络"（清·张锡纯《医学衷中参西录》），此时用之则适宜。益母草"行瘀血，生新血"（明·陈嘉谟《本草蒙筌》），用之适宜。

九诊：2009 年 11 月 17 日。

药后仍有少量阴道出血。舌淡红，脉细滑。

近日复查 B 超：宫内回声不均。

处方：金银花 12g，仙鹤草 12g，阿胶珠 12g，益母草 10g，川芎 5g，桑寄生 15g，小蓟 15g，香附 10g，续断 15g，女贞子 15g，生甘草 3g，杜仲 10g，三七粉 3g。7 剂。

仍以三七粉、益母草化瘀止血。流产后虽无腹痛、发热等邪热侵袭症状，治未病，亦药用柴嵩岩清热解毒之经验药对金银花、生甘草清解血分之热以防留邪。

十诊：2009 年 11 月 24 日。

九诊药后阴道血净已 7 天。舌淡，脉细滑。复查血 HCG 250IU/L，建议患者近期行刮宫术。

处方：太子参 15g，枸杞子 15g，女贞子 15g，续断 15g，山药 12g，远志 5g，白术 10g，泽泻 10g，合欢皮 10g，夏枯草 10g，仙鹤草 10g，小蓟 15g。7 剂。

十诊时患者流产已月余。虽九诊药后阴道出血已净，血 HCG 仍未恢复正常，可确定出血原因为流产不全。患者流产后既往出血量较多、出血时间较长，现舌淡，脉细滑，辨证脾肾不足，治法补肾健脾。予太子参、山药、白术健脾益气；枸杞子、女贞子、续断养阴补肾。

十一诊：2009 年 12 月 15 日。

患者于 2009 年 12 月 5 日行刮宫术，阴道出血 5 天后停止。现腹痛，腰痛，二便调。舌暗红，脉细滑无力。

处方：北沙参 15g，益母草 10g，阿胶珠 12g，川芎 5g，延胡索 10g，月季花 6g，荷叶 10g，丝瓜络 10g，川贝母 10g，川楝子 6g，炒蒲黄 10g，香附 10g。21 剂。

现刮宫术后见腹痛，治疗仍应注意"邪气留滞"问题。治法同八诊，药用炒蒲黄、益母草化瘀滞；川贝母、川楝子、香附理气血；北沙参、阿胶珠养阴血。

十二诊：2010 年 1 月 19 日。

药后基础体温有上升趋势。近日情绪低落，无其他不适。舌暗红，脉细滑。

处方：阿胶珠 12g，车前子 10g，女贞子 15g，续断 15g，川芎 5g，月季花 6g，生甘草 5g，桑寄生 15g，金银花 12g，百合 12g，焦三仙 30g，绿萼梅 10g。7 剂。

十二诊兼夹肝郁病机。仍施"补"法，养血补肾，以阿胶珠、女贞子养阴血，续断、桑寄生补肝肾；施"舒"法，以绿萼梅、月季花舒肝郁；再施"清"法，以金银花、生甘草清血热。

十三诊：2010 年 2 月 2 日。

近日基础体温呈单相。带下无。舌肥暗，苔有剥脱，脉细滑。

处方：阿胶珠 12g，茯苓 10g，女贞子 15g，枸杞子 15g，熟地黄 10g，郁金 6g，柴胡 5g，生甘草 5g，墨旱莲 12g，远志 5g，菟丝子 20g，香附 10g。21 剂。

流产后既往出血较多，现舌肥暗，苔有剥脱，脉细滑，辨证阴血不足兼夹肝郁之证。十三诊以"补"法为重，药用阿胶珠、女贞子、枸杞子、熟地黄、墨旱莲数味重养阴血；以茯苓健脾。施"舒"法，药用郁金、柴胡舒肝解郁；远志交通心肾；香附调理血脉并佐制养阴之品滋腻壅滞。

十四诊：2010 年 2 月 23 日。

近日基础体温呈单相。带下量少。舌淡红，脉细滑。

处方：何首乌 10g，女贞子 15g，北沙参 15g，阿胶珠 12g，合欢皮 10g，枸杞子 12g，桑寄生 15g，百合 10g，杜仲 10g，菟丝子 15g，金银花 12g，熟地黄 10g，茯苓皮 10g。21 剂。

十四诊时已未见舌苔剥脱之象，提示阴血不足之证已有改善。治法守十三诊。从肾而治，药用何首乌、女贞子、阿胶珠、枸杞子、熟地黄重养阴血；从肺而治，药用柴嵩岩"补肺启肾"之经验药对北沙参、百合，补肺阴启肾水。加用桑寄生、杜仲、菟丝子温补肝肾，阴阳双补。

十五诊：2010 年 3 月 30 日。

末次月经 2010 年 3 月 25 日，经前基础体温呈不典型双相。舌暗红，苔少，脉细滑。

处方：北沙参 20g，玉竹 10g，郁金 6g，川芎 3g，黄芩 10g，车前子 10g，瞿麦 6g，月季花 6g，墨旱莲 15g，杜仲 10g，生甘草 5g。21 剂。

十四诊药后月经来潮，经前基础体温不典型双相，提示排卵功能恢复。现舌暗红，苔少，脉细滑，辨证阴血不足兼夹内热。施"补"法，药用北沙参、玉竹、墨旱莲养阴；黄芩、生甘草清内热。

十六诊：2010 年 5 月 4 日。

末次月经 2010 年 5 月 1 日，经前基础体温近典型双相。舌暗，苔薄黄，脉细滑。

2010 年 5 月 4 日月经第 4 天激素水平检查：FSH 6.20IU/L；LH 2.70IU/L；E_2 450pmol/L；T 0.91nmol/L。

处方：北沙参 20g，丹参 10g，金银花 12g，泽兰 10g，生麦芽 12g，薏苡仁 15g，川芎 5g，香附 10g，墨旱莲 12g，茵陈 10g，桃仁 10g，生甘草 6g。21 剂。

已恢复排卵型月经，血清 FSH、LH 恢复正常。现舌色暗，提示阴血不足兼夹血瘀之证；舌苔黄，提示兼夹湿热之证；脉细滑，提示仍阴血不足。以北沙参、墨旱莲、金银花、生甘草养阴清热；茵陈、薏苡仁、生麦芽清热利湿消导；丹参、泽兰、川芎、桃仁活血化瘀。

十七诊：2010 年 6 月 1 日。

末次月经 2010 年 5 月 31 日。经前基础体温呈不典型双相（图 1）。舌嫩暗，脉沉滑，左脉细。

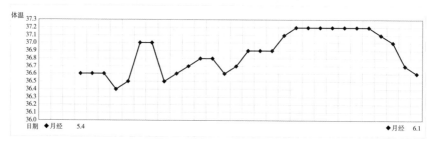

图 1　2010 年 5 月 4 日（十六诊）～ 6 月 1 日（十七诊）基础体温图

处方：阿胶珠 12g，女贞子 12g，丹参 10g，茜草 10g，生甘草 5g，月季花 6g，绿萼梅 10g，金银花 10g，百合 10g，川芎 5g，玉竹 10g，香附10g。14 剂。

末次月经 2010 年 5 月 31 日，末前次月经 2010 年 5 月 1 日。经治月经已恢复一月一行，基础体温近典型双相，激素水平恢复基本正常。十七诊时值经后期，左脉细提示肝肾阴血不足，药用阿胶珠、女贞子、百合、玉竹共养阴血。

十八诊：2010 年 6 月 15 日。

末次月经 2010 年 5 月 31 日。经前基础体温呈不典型双相（图 2）。现基础体温呈上升趋势。舌暗红，脉沉细滑。

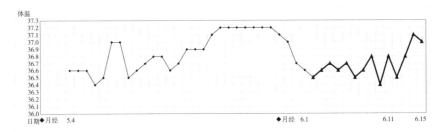

图 2　2010 年 5 月 4 日（十六诊）～ 6 月 15 日（十八诊）基础体温图

处方：柴胡 3g，墨旱莲 15g，覆盆子 10g，莲须 10g，莲子心 3g，百合 12g，荷叶 10g，藕节 15g，青蒿 6g，菟丝子 20g，白芍 12g，香附 10g。7 剂。

十七诊药后两周基础体温上升，现舌色暗红，提示仍有热证。治法补肾固冲清热。药用覆盆子、菟丝子、墨旱莲补肾固冲，柴胡、莲须、莲子心、荷叶、青蒿、藕节清热固冲。

十九诊： 2010 年 6 月 22 日。

末次月经 2010 年 5 月 31 日。现基础体温已上升 9 天（图 3）。舌苔薄白，脉细滑。

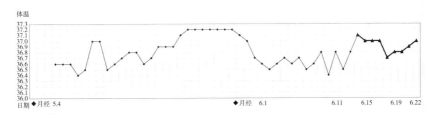

图 3　2010 年 5 月 4 日（十六诊）～ 6 月 22 日（十九诊）基础体温图

处方：北沙参 15g，枳壳 10g，合欢皮 10g，车前子 10g，三棱 10g，细辛 3g，川断 15g，百合 10g，茵陈 10g，红花 6g，路路通 10g。14 剂。经净后服药。

二十诊：2010 年 7 月 20 日。

末次月经 2010 年 6 月 30 日。经前基础体温呈双相（图 4）。舌嫩暗，脉细滑。

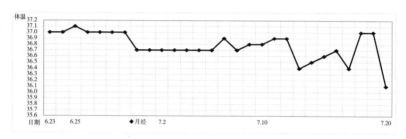

图 4　2010 年 6 月 22 日（十九诊）～ 7 月 20 日（二十诊）基础体温图

处方：枸杞子 15g，车前子 10g，续断 15g，金银花 12g，月季花 6g，夏枯草 10g，桑寄生 15g，杜仲 10g，女贞子 15g，合欢皮 10g，川芎 5g，茵陈 10g。14 剂。

二十一诊：2010 年 8 月 3 日。

末次月经 2010 年 6 月 30 日。现基础体温波动（图 5）。患者诉近日情绪波动，时感头晕。舌左侧红，脉细滑无力。

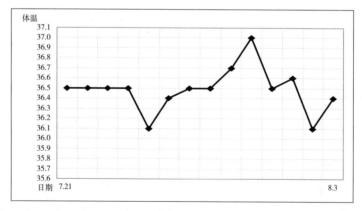

图 5　2010 年 7 月 21 日（二十诊）～ 8 月 3 日（二十一诊）基础体温图

处方：菊花 12g，钩藤 15g，川贝母 10g，丹参 12g，桔梗 12g，杜仲 12g，益母草 10g，香附 10g，夏枯草 12g，车前子 10g。7 剂。

近日基础体温波动不稳，时感头晕，舌体左侧偏红，考虑肝经有热。施"清"法，予菊花、夏枯草清肝热；施"舒"法，以钩藤平肝阳，桔梗、川贝母调理气机；丹参、香附理血脉。

二十二诊：2010 年 8 月 10 日。

末次月经 2010 年 6 月 30 日。现基础体温有上升趋势（图 6）。舌淡红，苔白，脉细滑。

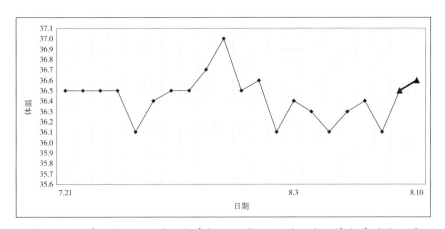

图 6　2010 年 7 月 21 日（二十诊）～ 8 月 10 日（二十二诊）基础体温图

处方：枸杞子 15g，北沙参 15g，川芎 5g，当归 10g，益母草 10g，车前子 10g，杏仁 6g，香附 10g，月季花 6g，菟丝子 15g，木香 3g。7 剂。

二十三诊：2010 年 8 月 17 日。

末次月经 2010 年 6 月 30 日。现基础体温已上升 9 天（图 7）。舌暗红，脉细滑。

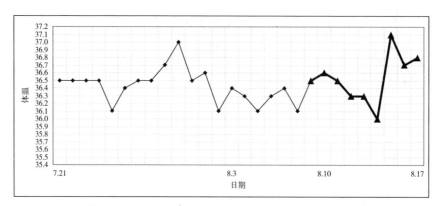

图 7　2010 年 7 月 21 日（二十诊）～ 8 月 17 日（二十三诊）基础体温图

处方：北沙参 15g，墨旱莲 12g，地骨皮 10g，莲子心 3g，竹茹 5g，白芍 10g，玉竹 10g，椿皮 5g，柴胡 5g，莲须 10g，菟丝子 15g，金银花 10g。7 剂。

二十四诊：2010 年 9 月 21 日。

末次月经 2010 年 9 月 20 日，经前基础体温呈不典型双相（图 8）。末前次月经 2010 年 8 月 25 日。舌暗红，脉细滑。

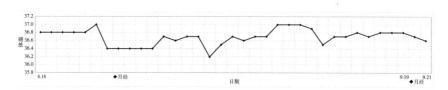

图 8　2010 年 8 月 17 日（二十三诊）～ 9 月 21 日（二十四诊）基础体温图

处方：阿胶珠 12g，当归 10g，远志 5g，茯苓 10g，益母草 10g，桃仁 10g，生甘草 5g，菟丝子 15g，川楝子 6g，薏苡仁 12g，川贝母 10g，生麦芽 12g，茜草炭 12g，菊花 10g，杏仁 6g。7 剂。

二十五诊：2010 年 9 月 28 日。

末次月经 2010 年 9 月 20 日，经量中。大便干。舌暗红，脉细滑。

2010 年 9 月 21 日月经第 2 天激素水平检查：FSH 15.10IU/L；LH

3.59IU/L；E$_2$ 160pmol/L；T 0.32nmol/L。

处方：北沙参 12g，金银花 10g，瓜蒌 20g，桃仁 10g，枳壳 10g，合欢皮 10g，月季花 6g，生甘草 5g，泽兰 10g，百部 10g，玉竹 10g，茜草 12g。21 剂。

二十六诊： 2010 年 11 月 2 日。

末次月经 2010 年 10 月 17 日。经前基础体温呈不典型双相（图 9）。舌淡红，脉细滑。

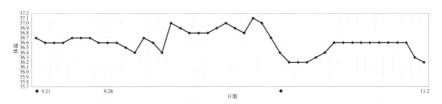

图 9　2010 年 9 月 22 日（二十四诊）～ 11 月 2 日（二十六诊）基础体温图

处方：北沙参 20g，石斛 10g，熟地黄 10g，丹参 10g，川芎 5g，益母草 10g，阿胶珠 12g，桃仁 10g，三棱 10g，车前子 10g，菟丝子 20g，女贞子 10g。14 剂。

二十七诊： 2010 年 11 月 23 日。

末次月经 2010 年 10 月 17 日。近日夜尿频。舌暗红，脉细滑。

2010 年 11 月 23 日激素水平检查：FSH 31.20IU/L，LH 7.61IU/L。

处方：金银花 10g，覆盆子 15g，益智仁 10g，莲须 10g，丹参 10g，益母草 10g，桃仁 10g，生甘草 5g，月季花 6g，北沙参 20g，地骨皮 10g，女贞子 20g，菟丝子 20g。20 剂。

二十八诊： 2010 年 12 月 7 日。

末次月经 2010 年 10 月 17 日。自诉近 10 天体温 36.7 ～ 36.8℃。舌淡，脉细滑。

处方：太子参 12g，女贞子 12g，枸杞子 15g，阿胶珠 12g，续断 15g，杜仲 10g，川芎 5g，月季花 6g，百合 10g，蛇床子 3g，夏枯草 10g，桑寄生 15g。21 剂。月经第 5 天服药。

二十九诊：2010 年 12 月 21 日。

末次月经 2010 年 12 月 8 日，经前基础体温呈不典型双相。现基础体温有上升。舌淡暗，脉细滑。

2010 年 12 月 10 日月经第 3 天激素水平检查：FSH 3.28IU/L；LH 1.50IU/L；E_2 1117.00pmol/L。

处方：阿胶珠 12g，远志 5g，椿皮 5g，生甘草 5g，墨旱莲 15g，地骨皮 10g，莲须 15g，覆盆子 15g，山药 15g，白术 10g，黄芩 10g，苎麻根 6g。14 剂。

三十诊：2011 年 1 月 11 日。

末次月经 2010 年 12 月 30 日。经前基础体温近典型双相（图 10）。舌肥暗，中心偏红，脉沉滑。

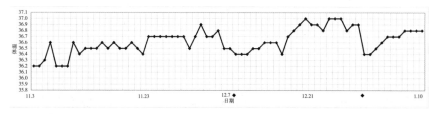

图 10　2010 年 11 月 2 日（二十六诊）～ 2011 年 1 月 11 日（三十诊）基础体温图

处方：阿胶珠 12g，熟地黄 10g，知母 6g，丹皮 10g，车前子 10g，益母草 10g，女贞子 15g，生甘草 5g，续断 15g，远志 5g，莲子心 3g，菟丝子 15g，炒蒲黄 10g，金银花 10g，川贝母 10g。21 剂。

经治疗，患者月经已恢复 1 ～ 2 个月一行，基础体温近典型双相，激素水平恢复正常。又经以后数诊治疗，患者于 2011 年 5 月再次妊娠。2012 年 3 月 15 日剖腹产足月男婴，体重 2960g，身长 50cm。

2013 年 5 月随访，小儿体健。

按语：本案患者自 2009 年 7 月 7 日首诊起，随柴嵩岩治疗至 2011 年 8 月，历时两年余，治疗过程可谓漫长。治疗期间，患者分别于 2009 年 7 月 12 日、8 月 29 日月经来潮，并于 2009 年 9 月 29 日尿检 HCG 阳性，证实妊娠，其后于 2009 年 10 月流产。之后患者继续治疗，又分别于 2010 年 3 月 25 日、5 月 1 日、5 月 31 日、6 月 30 日、9 月 20 日、10 月 17 日、12 月 8 日、12 月 30 日月经来潮，恢复 1～2 个月一行。2011 年 5 月尿 HCG 检查证实再次妊娠，2012 年 3 月 15 日剖腹产足月男婴。

案 4　肝郁化热，肾阴不足，血海无继

周某，女，39 岁，已婚。首诊日期：2010 年 10 月 9 日。

【主诉】闭经 1 年。

【现病史】既往月经规律，周期 28 天，经期 7 天，经量中。末次自然月经 2009 年 8 月。之后因遇家庭变故，情绪异常并一度不能缓解，渐至闭经。现闭经 1 年，伴烦躁、口苦、咽干、阴道干涩诸症，二便调。舌绛暗，苔薄白干，脉细滑。

【孕产史】已育一子。

【检查】2010 年 9 月 29 日激素水平检查：FSH 61.60IU/L；LH 46.40IU/L；E_2 < 36.70pmol/L；T 4.12nmol/L；P 2.19nmol/L；PRL 186.14mIU/L。2010 年 5 月 B 超检查：子宫三径之和为 11.4cm，子宫内膜厚度 0.1cm。

【西医诊断】卵巢早衰。

【中医诊断】闭经。

【病证分析】患者卵巢早衰闭经发病史中有七情致病因素。持续情绪异常，肝气不舒而郁结，郁久化火，热伤肝阴；肝肾同源，肝之阴血不足，虚损及肾，肾精亏虚，冲任血海虚损乏继致经闭。肝气不舒，故见烦躁之症；肝郁化火，热灼津液不能上乘，则见口苦、咽干之症；肾阴不足，阴窍失养，即见阴道干涩之症。舌绛暗，苔薄白干，脉细滑，为肝郁化热、肾阴不足之征。

【辨证要素】持续情绪异常；闭经；烦躁、口苦、咽干、阴道干涩；舌绛暗、苔薄白干、脉细滑。

【中医证候】肝郁化热，肾阴不足，血海无继。

【治法】滋补肝肾，舒肝清热。

【处方】熟地黄10g，北沙参15g，霍石斛10g，玉竹12g，百合12g，金银花12g，丹参10g，月季花6g，桃仁10g，百部10g，茜草12g，川芎5g。20剂。

【方解】

君药：熟地黄。

臣药：北沙参、霍石斛、玉竹、百合。

佐药：金银花、丹参、月季花、桃仁、茜草、百部。

使药：川芎。

施"补"法，药用熟地黄，补阴益精补血，从肾而治；药用柴嵩岩"补肺启肾"之经验药对北沙参、百合补肺阴，滋肾水，从肺而治；药用柴嵩岩养胃肾之阴经验药对石斛、玉竹养胃肾之阴。

分别施"清""舒""化"诸法。药用金银花清解血热；月季花独入肝经，舒肝解郁又活血调经；丹参活血祛瘀。丹参性微寒，活血兼具凉血之性，柴嵩岩擅用丹参治血热瘀阻之证。舌暗乃热象之征，患者现舌绛暗，已是热盛之象，此时药用丹参，活血之时亦可凉血以清血热；丹参又与桃仁、茜草相互为用，活血祛瘀，共同改善胞脉瘀阻状态；百部甘温苦降，微温不燥，润肺止咳，辅助北沙参、百合增强润肺之力。以川芎为使，引诸药入血海。

全方以"补"法为要，重在养阴血。佐"清""舒""化"诸法，清血热、解肝郁、化瘀滞，共助疗效。

二诊：2010 年 10 月 30 日。

基础体温呈单相。带下无，二便调。舌肥暗，苔白，脉细滑。

处方：太子参 15g，当归 10g，茜草 12g，何首乌 10g，车前子 10g，月季花 6g，生麦芽 12g，丹参 10g，金银花 12g，薏苡仁 20g，红花 6g，益母草 10g，蛇床子 3g。20 剂。

二诊时患者症状同首诊。舌色绛较首诊改善，阴虚内热之证有改善。现舌肥，提示脾气虚。脾虚运化不利，气血化源不足，亦可致阴血不足。二诊治法仍以"补"法为要，沿用首诊方当归、何首乌养阴血，加太子参补脾肺之气兼养阴生津。柴嵩岩经验，太子参为清补之品，宜用治热病之后气阴两亏之证。兼施"促"法，少佐蛇床子温肾助阳。现可见舌苔白，提示兼夹湿邪阻滞之证，施"利"法，药用车前子、生麦芽、薏苡仁利湿化浊。

三诊：2010 年 11 月 4 日。

基础体温呈单相。带下量少，皮肤干。舌肥暗，苔白，脉细滑。

处方：枳壳 10g，首乌藤 15g，玉竹 10g，莲子心 3g，丹参 10g，合欢皮 10g，茵陈 12g，扁豆 10g，黄芩 10g，金银花 12g，大腹皮 10g，桃仁 10g，薏苡仁 20g，玫瑰花 6g。30 剂。

现可见皮肤干，乃阴血失养之征，总因于肾气虚衰，天癸匮乏。虽二诊药后已有少量带下，提示阴血有所恢复，但仍显不足；舌、脉未变，仍兼夹湿热之证。柴嵩岩经验，阴血不足兼夹湿热之证，当先施"利"法祛湿热。三诊治法重在祛湿邪、清郁热，调气血之"利""清""舒"诸法，而非补养阴血之"补"法。药用茵陈、扁豆、大腹皮、薏苡仁祛湿邪；金银花、莲子心、黄芩清血热；枳壳、丹参、桃仁理气活血。

四诊：2011 年 1 月 15 日。

近 3 日基础体温有上升趋势。无其他不适。舌肥暗红，脉沉滑。

处方：枸杞子 15g，菟丝子 20g，续断 15g，白术 12g，茯苓 10g，夏枯草 12g，地骨皮 10g，合欢皮 10g，月季花 6g，莲子心 3g，益母草 10g，川芎 5g。30 剂。

三诊药后舌苔白改善，现可见舌肥暗红，提示湿邪已去但热象犹在，辨证脾肾不足兼夹郁热。四诊治法改以"补"法为主，药用枸杞子、菟丝子、续断补肾，茯苓、白术健脾；佐"清"法、"化"法，药用夏枯草、地骨皮、莲子心清热，月季花、益母草、川芎活血。

五诊：2011 年 3 月 15 日。

末次月经 2011 年 2 月 5 日，经量少，经期 4 天，经前基础体温呈不典型双相。现基础体温呈上升趋势。舌绛红，苔黄，脉细滑。

2011 年 2 月 26 日激素水平检查：FSH 30.15IU/L；LH 53.93IU/L；E_2 43.45pmol/L。

处方：北沙参 15g，焦三仙 30g，茜草 12g，川芎 5g，大腹皮 10g，月季花 6g，霍石斛 10g，川楝子 6g，桃仁 10g，炒槐花 6g，泽兰 10g，菟丝子 15g，香附 10g，浮小麦 15g，百合 12g。30 剂。

四诊药后月经来潮，经期 4 天，经前基础体温呈不典型双相，提示排卵恢复。血清 FSH 水平亦由首诊 61.60IU/L 降至现在的 30.15IU/L。

经量仍少，结合现舌绛红、脉细滑，提示血海满后而溢，溢后再度不足，辨证阴虚兼夹内热。五诊方以北沙参、霍石斛、百合养阴清热；菟丝子平补阴阳；茜草、川芎、桃仁、泽兰活血化瘀；月季花、川楝子、香附舒肝清热活血；现舌苔黄，提示中焦湿热，予焦三仙、大腹皮、炒槐花化浊利湿除热。

六诊：2011 年 4 月 16 日。

末次月经 2011 年 2 月 5 日，现基础体温呈单相平稳。带下量少。舌肥暗，左脉沉滑，右脉沉。

处方：阿胶珠 12g，丹参 10g，泽兰 10g，金银花 10g，益母草 10g，茜草 12g，川牛膝 10g，熟地黄 10g，月季花 6g，桃仁 10g，杜仲 10g，女贞子15g，荷叶10g，钩藤10g，绿萼梅10g，菟丝子15g，太子参12g，延胡索10g，冬瓜皮20g。50剂。

七诊：2011年6月11日。

末次月经2011年2月5日，基础体温呈单相。带下无。舌暗红，脉细滑。

处方：首乌藤15g，丹参10g，丝瓜络15g，金银花10g，益母草10g，茜草炭12g，菊花10g，牡丹皮10g，月季花6g，桃仁10g，钩藤10g，绿萼梅10g，霍石斛10g，生甘草5g，枳壳10g，百合12g。40剂。

五、六、七诊，均守养阴血、清肝热、理气血法治疗。养阴血以填充血海；清肝热以减少阴血耗伤，同时期待恢复肝气条达之性，带动气血运行；理气血以改善胞宫、胞脉之血脉运行。

八诊：2011年8月13日。

末次月经2011年2月5日。现基础体温呈上升趋势。大便稀，腰酸。舌肥淡暗，脉细滑无力。

处方：北沙参15g，茯苓10g，白术10g，夏枯草12g，枸杞子15g，茜草12g，泽泻10g，桔梗10g，丹参10g，菟丝子20g，泽兰10g，车前子10g，薏苡仁20g，百合12g，杜仲10g。40剂。

八诊时可见舌肥淡暗，脉细滑无力，提示经养阴血、清肝热治疗数诊后热象已缓解；现大便稀。辨脾肾阳虚之证。治法以"补"法为主，药用茯苓、白术健脾益气；杜仲、菟丝子补益肝肾、调理冲任；北沙参、百合养肺阴，滋肾水，阴中求阳；仍施"利"法，药用泽泻、车前子、薏苡仁分利水湿。

九诊：2012年1月21日。

末次月经2011年12月23日，末前次月经2011年11月23日，经前基础体温均呈单相。舌肥暗，苔白，脉沉细滑。

2011年11月21日激素水平检查：FSH 42.76IU/L；LH 24.74IU/L；E$_2$

305.45pmol/L。

处方：冬瓜皮 15g，北柴胡 5g，砂仁 6g，薏苡仁 20g，枳壳 10g，茜草 12g，荷叶 10g，女贞子 15g，当归 10g，菟丝子 15g，金银花 12g，萆薢 10g，丹参 10g，玉竹 10g。30 剂。

月经已恢复一月一行。血清 FSH 较五诊时略有改善，LH 下降，E_2 上升。

现可见舌苔白，提示又有湿象。施"利"法，药用冬瓜皮、砂仁、薏苡仁、荷叶、萆薢祛湿化浊。

十诊：2012 年 4 月 21 日。

末次月经 2011 年 12 月 23 日。基础体温呈单相平稳。舌肥淡，脉细滑。

处方：北沙参 15g，太子参 15g，当归 10g，泽兰 10g，茯苓 10g，蛇床子 3g，桃仁 10g，川芎 5g，路路通 10g，川楝子 6g，合欢皮 10g，杜仲 10g，白术 10g，荔枝核 10g，益母草 10g，郁金 6g。30 剂。

施"补""化""利"诸法，健脾补肾，活血通经，祛湿化浊。

十一诊：2012 年 7 月 7 日。

末次月经 2012 年 7 月 3 日，现未净，经前基础体温呈单相。末前次月经 2012 年 5 月 29 日，经前基础体温呈不典型双相。舌肥淡，脉细滑。

处方：北沙参 15g，熟地黄 10g，丹参 10g，益母草 10g，阿胶珠 12g，月季花 6g，金银花 10g，茜草 12g，莱菔子 10g，炒槐花 5g，女贞子 15g，山茱萸 10g，枳壳 10g，合欢皮 10g。40 剂。

十二诊：2013 年 1 月 12 日。

末次月经 2013 年 1 月 9 日，末前次月经 2012 年 12 月 5 日，经前基础体温均近典型双相，经量中。舌肥淡暗，脉细滑。

处方：枸杞子 15g，月季花 6g，当归 10g，何首乌 10g，玉竹 10g，茵陈 12g，枳壳 10g，郁金 6g，钩藤 10g，浮小麦 15g，泽兰 10g，夏枯草

12g，生甘草 5g，川芎 5g，砂仁 3g，百合 12g。30 剂。

月经恢复一月一行，经量中，经前基础体温近典型双相。

案 5　肾虚肝郁，血海不充

罗某，女，25 岁，未婚。首诊日期：2004 年 11 月 5 日。

【主诉】月经稀发 9 年。

【现病史】13 岁月经初潮，既往周期规律，30 天一行，经期 5～6 天，经量中。自诉 16 岁时因一度学习紧张，出现月经不调、稀发现象，月经 2～5 月一行，经期 2～5 天，经量少。近 2 年间断用黄体酮治疗，药后有撤退性出血。末次月经 2004 年 10 月 12 日。现纳可，大便正常。时有潮热、汗出症状，带卜有。舌淡，脉沉滑。

【孕产史】无。

【检查】2004 年 2 月 16 日激素水平检查：FSH 48.00IU/L；LH 15.20IU/L；E_2 400.03pmol/L；PRL 165mIU/L；T 0.24nmol/L；P 7.63nmol/L。

【西医诊断】卵巢早衰不敏感综合征。

【中医诊断】月经后期。

【病证分析】患者一度学习紧张后出现月经不调、稀发。学习紧张而感受压力，久致肝气不舒。肝性喜条达，主疏泄，肝郁气滞，气机不畅，疏泄失司，冲任失调，致月经后期；素体肾气不足，肾阳虚，兴奋施泻功能较弱，遇肝气不舒，致排卵障碍；舌淡、脉沉滑，为肾气不足之象。

【辨证要素】月经稀发 9 年；学习紧张生活史；潮热、汗出；舌淡，脉沉滑。

【中医证候】肾虚肝郁，血海不充。

【治法】温肾养血，舒肝活血。

【处方】菟丝子 20g，何首乌 10g，枸杞子 10g，杜仲 10g，枳壳 10g，月季花 6g，莱菔子 10g，桃仁 10g，百合 10g，夏枯草 12g，川芎 5g。

14 剂。

【方解】

君药：菟丝子。

臣药：杜仲、枸杞子、何首乌。

佐、使药：枳壳、月季花、莱菔子、桃仁、百合、夏枯草、川芎。

首诊治法以"补"法为主。以菟丝子为君，平补肝肾，温而不燥。以杜仲、枸杞子、何首乌为臣。杜仲助君药温补肝肾；枸杞子、何首乌二药相须同养阴血。枸杞子滋补肝肾兼益肾中之阳，何首乌补肝肾益精血，兼收敛精气，且不寒、不燥、不腻。二药合用，养阴血兼能顾护肾气。

以枳壳、月季花、莱菔子、桃仁、百合、夏枯草、川芎为佐，舒肝、理气、活血、调经。全方温而不燥，阴中求阳，共奏温肾养血、舒肝活血之效。

以后数诊均以温肾养血、舒肝活血之法调理。方药主以菟丝子、杜仲、续断温补肝肾，枸杞子、当归、阿胶养阴血，太子参、云苓健脾益气，化生气血。随症加少量桂枝、细辛温通血脉，钩藤清热平肝，益母草活血调经。

治疗期间，患者分别于 2004 年 12 月 25 日、2005 年 1 月 21 日、2 月 23 日、3 月 21 日月经来潮，经前基础体温均有不典型双相，排卵恢复。

按语：中医学无卵巢不敏感综合征病名，依据其证候，属中医"月经后期""闭经"等范畴。柴嵩岩阐述，卵巢早衰之西医学病理本质在于卵巢萎缩，卵巢内卵泡丧失或卵泡无功能，雌激素水平下降。中医学病机乃肾阴不足，血枯经闭，治法原则上以填冲血海为本，待血海满盈之时，鼓动肾阳施泻，促进卵子排出。卵巢不敏感综合征者卵巢内尚有卵泡存在，亦有功能，雌激素水平亦正常，肾阴不足或非主要病机。

本案患者首诊时带下量尚可，并无肾阴不足之象，实为肾阳不足，任脉不通，影响肾精之化生，致肾中精气衰少，"天癸"不至，月事不来。治法应以鼓动肾气为原则，佐舒肝活血之法，以期激活卵泡，"促"卵泡排出。

故卵巢早衰之治法重在"补"，养血填精；卵巢不敏感综合征治法重在"促"，鼓动肾阳，"促"卵泡成熟、排出。

二、因疾病与药物因素致卵巢早衰

案 1　毒邪侵袭，肾亏血虚

朱某，女，30 岁，已婚。首诊日期：2003 年 3 月 21 日。

【主诉】闭经 6 个月。

【现病史】13 岁月经初潮，周期规律，23 天左右一行，3 ~ 4 天血净，经量中。2002 年 3 月因患风湿病服用雷公藤多苷片治疗治疗 3 个月，服药期间开始出现月经稀发，后渐至闭经。末次月经 2002 年 9 月 8 日。现停经 6 个月，带下量少，性欲减退，乳房萎缩，阴毛脱落；面色晦暗，记忆力明显减退，潮热汗出，心慌，失眠，纳可，二便调。舌红，少苔，脉细滑。

【孕产史】无孕产史。

【检查】2003 年 3 月 14 日激素水平检查：E_2 75.24pmol/L；FSH 81.90IU/L；LH 27.40IU/L；PRL 135.68mIU/L。2003 年 3 月 13 日 B 超检查：子宫三径 3.3cm×3.1cm×2.3cm，内膜线状；右卵巢 2.5cm×1.2cm×1.0cm，左卵巢未探及，未见卵泡发育。

【西医诊断】卵巢早衰。

【中医诊断】闭经。

【病证分析】患者现闭经 6 个月，与近一年风湿病病史及治疗史有关。研究表明，雷公藤具有生殖毒性，长期服用可导致卵巢储备功能减退性疾病。柴嵩岩观点，药物之毒性残留体内，亦同感受"六淫"之外邪。邪毒侵袭，滞留血海或冲任二脉，蓄积日久，致阴血耗伤。

毒邪侵及胞宫、胞脉，损伤冲任，致任脉气滞不畅，冲脉精血难盛，肾－天癸－冲任－胞宫轴不能建立正常之调节反馈功能。经血不足而亏虚，故见经水无继；毒邪内侵，肝肾受损，无力补益血海，血海失充，无血以下，乃致经闭；毒邪耗阴，阴虚不能制阳，浮阳内扰，虚热内生，故见潮热、汗出之症；肾阴不足，心肾不交，心火偏盛，故见心慌、失眠、记忆力减退诸症；性欲下降、面色晦暗、乳房轻度萎缩、阴毛脱落等症，均为肾气不足之象；舌红、苔少、脉细滑则是毒邪内侵，耗伤肾阴，血海伏热，天癸亏乏之征。

【辨证要素】风湿病病史及治疗史；月经稀发，闭经；带下量少，性欲下降，乳房萎缩，阴毛脱落，记忆力减退，潮热，汗出，心慌，失眠，面色晦暗；舌红，少苔，脉细滑。

【中医证候】毒邪侵袭，肾亏血虚。

【治法】清热养血，益肾调经。

【处方】菟丝子 20g，阿胶珠 12g，桑寄生 15g，柴胡 3g，玉竹 10g，地骨皮 10g，月季花 6g，丹参 10g，合欢皮 8g，远志 5g，鸡内金 6g，川芎 5g。14 剂。

【方解】

君药：菟丝子。

臣药：阿胶珠、桑寄生、玉竹、柴胡、地骨皮。

佐药：月季花、丹参、合欢皮、远志、鸡内金。

使药：川芎。

以菟丝子为君，补益肝肾而偏于益精，温而不燥。以阿胶珠、桑寄生、玉竹、柴胡、地骨皮共为臣。阿胶珠、桑寄生、玉竹辅助君药滋养阴血；柴胡开热邪内闭，提邪气由内而外、由血分到气分，以得清解；地骨皮主入血分而清下焦之伏热。以月季花、合欢皮、远志、丹参、鸡内金为佐。合欢皮、远志养心安神，交通心肾；月季花甘温通利，入肝经血分，活血调经；丹参凉血活血；鸡内金健胃消导，佐制阿胶珠、玉竹等养阴血之品以免过于滋腻。以川芎为使，引诸药入血海。诸药配伍，"补"法与"清"法、"化"法结合，静中有动，达补肾养血、清热活血调经之效。

二诊：2002 年 4 月 4 日。

基础体温呈单相。带下量少、性欲减退、乳房萎缩、记忆力减退、潮热、汗出、心慌、失眠诸症改善不明显。舌淡红，苔薄白，脉细滑。

处方：北沙参 20g，金银花 12g，生甘草 5g，丹参 10g，女贞子 20g，当归 10g，丝瓜络 10g，荷梗 10g，车前子 10g，茜草 12g，苏木 10g，菟丝子 15g，石斛 10g，合欢皮 8g。20 剂。

首诊药后症状无明显改善。二诊延续首诊清热养血、补肾调经治法。续以菟丝子为君补肾；再以女贞子滋补肝肾，石斛滋阴除热，北沙参补肺以滋肾，诸药共用，加强滋补肝肾之力。现舌色已由首诊红变淡红，舌苔由少苔转薄白苔，提示阴虚血热略有改善，胃阴恢复。二诊"清"法去首诊方之地骨皮，改用金银花、生甘草清解血中毒邪；加丝瓜络、荷梗，清热凉血理气通络。兼施"化"法，药用茜草、苏木、当归活血化瘀，以期改善脉络瘀阻之状态。

金银花、生甘草是柴嵩岩清解血热之常用药对，用治药源性卵巢早衰闭经及高泌乳素血症、子宫内膜异位症等兼夹毒热之证者。

三诊：2003 年 4 月 22 日。

基础体温呈单相平稳。带下量较前增多，小便可，大便稀。舌暗红，脉细滑。

处方：北沙参 20g，川黄连 3g，丹参 10g，茯苓 12g，泽兰 10g，冬瓜皮 15g，蛇床子 3g，泽泻 10g，玉竹 10g，砂仁 3g，红花 5g，苏木 10g。20 剂。

二诊药后带下量较前增多，脉见滑象，提示肾精血海亏虚有所改善，补肾养血之"补"已有成效。依据柴嵩岩"血海充盈程度"之辨识经验，三诊治法乘阴血渐充之势，加大"化"法之力，酌加红花、苏木、丹参、泽兰活血化瘀，以疏通冲任气血。同时施"促"法，药用蛇床子激发、兴奋肾阳。"化"法与"促"法，温动而活血，使之疏泄而促进排卵。以北沙参一味守"补"法之效。施"利"法，见大便稀，加用黄连厚肠胃；茯苓、冬瓜皮健脾利湿。

四诊： 2003 年 5 月 23 日。

末次月经 2003 年 5 月 17 日，经前基础体温呈不典型双相，经期 4 天，经量中。现纳可，二便调。近日腰酸，乏力。舌红，脉细滑。

处方：北沙参 20g，女贞子 20g，月季花 15g，丹参 10g，墨旱莲 12g，莲子心 3g，泽兰 10g，合欢皮 8g，金银花 10g，百合 15g，郁金 6g，广木香 3g。20 剂。

三诊后患者月经来潮，经期 4 天，经量适中，经前基础体温有双相，提示排卵恢复。以后患者每半个月复诊一次，效不更法。患者又分别于 2003年 6 月 22 日、7 月 24 日月经来潮，经前基础体温均呈不典型双相，潮热、汗出症状缓解，性生活基本恢复，阴毛有生长，乳房萎缩亦较前改善。

按语： 药物毒效成分蓄积体内日久，大毒耗伤阴血，冲任血海不足，血海无继，无血以下，致经血早闭。本案治疗以补肾养血、清解毒热为基本治法，并以柴嵩岩"血海充盈程度"之辨识经验判断阴血恢复之程度，于治疗过程中适时施用"补""清""化""促"诸法，终获良效。

案 2　毒热内侵，脾肾阴伤，血海亏虚

张某，女，27 岁，已婚。首诊日期：2010 年 12 月 4 日。

【主诉】闭经 2 年。

【现病史】12 岁月经初潮，周期 30 天一行，经期 6～7 天，经量中。2001 年因患肾炎口服雷公藤胶囊及火把花根片等药物治疗 1 年，治疗过程中出现月经紊乱渐至闭经。末次自然月经 2008 年 11 月，现闭经 2 年。2009 年 1 月起间断服用克龄蒙治疗，现停药 2 个月。潮热，汗出，带下量少，阴道干涩，大便溏。舌肥红，舌苔白，脉细滑。

【孕产史】结婚 1 年，未避孕未孕。

【检查】2010 年 11 月 28 日激素水平检查：FSH 128.35IU/L；LH 60.37IU/L；E_2 88.08pmol/L。2009 年 7 月 28 日 B 超检查：子宫三径 3.2cm×3.4cm×2.8cm，子宫内膜厚度 0.3cm；左卵巢 2.1cm×1.2cm，右卵巢 2.1cm×1.4cm。

【西医诊断】卵巢早衰。

【中医诊断】闭经。

【病证分析】患者既往月经正常，卵巢早衰发病前有肾炎病史及治疗史。长期服用药物，邪毒侵袭冲任，任脉不通，冲脉虚损，经水早绝；便溏提示脾虚之征。脾为后天之本、气血生化之源，脾虚气血乏源无继血海，亦致经水早绝；又因热伤阴血，故见潮热汗出、带下量少、阴道干涩；便溏、舌肥、苔白，均为脾虚运化不利，水湿内停所致；舌红、脉细为热伤阴血不足之象；首诊时脉仍可见滑象，提示虽冲任受毒热所伤，血海尚未枯竭。

【辨证要素】肾炎病史及药物治疗史；月经稀发渐、闭经；潮热、汗出、带下少、阴道干、便溏；舌肥红、舌苔白、脉细滑。

【中医证候】毒热内侵，脾肾阴伤，血海亏虚。

【治法】健脾除湿，养阴益肾，清热养血。

【处方】北沙参 15g，女贞子 20g，金银花 12g，生甘草 5g，茯苓 10g，丹参 10g，白头翁 10g，佩兰 3g，生麦芽 12g，猪苓 6g，合欢皮 10g，月季花 6g，茜草 12g，泽兰 10g，川芎 5g。50 剂。

【方解】

君药：北沙参、女贞子。

臣药：金银花、生甘草、茯苓、丹参。

佐、使药：白头翁、佩兰、生麦芽、猪苓、合欢皮、月季花、茜草、泽兰、川芎。

本案虽病在毒热伤阴，但现见舌肥、苔白，提示尚有脾虚湿困之证，此时治疗可以施"补"法，但不宜重用熟地黄、阿胶珠、山萸肉、何首乌等滋腻之养血益阴药，或有加重脾虚湿困之弊。首诊"补"法仅以柴嵩岩滋阴之经验药对北沙参、女贞子养肾阴。北沙参补肺阴滋肾水；女贞子滋补肝肾，补养肾阴，填冲血海。二药合用，药性温和，不腻不燥。施"利"法，药用茯苓、白头翁、佩兰、生麦芽、猪苓众药共祛湿浊，茯苓健脾益气渗湿；佩兰、生麦芽化胃浊；猪苓分利水湿。先解湿热之"外衣"，待湿去而后专攻养阴之"补"法。施"清"法，以柴嵩岩清热解毒之经验药对金银花、生甘草，清解血分之毒热；白头翁佐金银花、生甘草清热兼可燥湿。施"化"法，以丹参活血祛瘀、养血安神；月季花、茜草、泽兰、川芎佐丹参活血祛瘀。施"舒"法，以川芎、桔梗调理气机；合欢皮养心安神。

二诊：2011 年 1 月 22 日。

首诊药后带下量略有增多，大便可成形，仍潮热汗出。舌肥、苔白，脉细滑。

2011 年 1 月 13 日激素水平检查：FSH 132.40 IU/L；LH 47.39 IU/L；E_2 55.05pmol/L。2011 年 1 月 13 日 B 超检查：子宫三径 5.5cm×2.7cm×3.8cm，子宫内膜厚度 0.4cm，左附件小无回声 1.0cm×0.8cm。

处方：阿胶珠 12g，丹参 10g，茜草 12g，桔梗 10g，车前子 10g，当归 10g，续断 15g，杜仲炭 10g，夏枯草 12g，延胡索 10g，桃仁 10g，川芎 6g，绿萼梅 6g，金银花 12g，百合 12g。30 剂。

首诊 1 个月后复诊。舌白苔消退，大便恢复正常，提示湿浊已祛；B超检查提示子宫较前增大，子宫内膜增厚，似可探及一卵泡样回声；血清

FSH水平仍无明显改善。二诊治法以"补"法为要，药用阿胶珠、当归、百合养阴血。施"促"法，以平和之续断、杜仲温肾助阳，平补阴阳，益血海之恢复。施"舒"法，以川芎、桔梗调理气机，以期改善任脉不通之状态。续施"利"，以车前子清热利湿，巩固祛湿之效。

三诊：2011年3月12日。

近日基础体温呈单相偏高尚稳定。潮热汗出症状改善。舌肥，脉细滑。

处方：冬瓜皮15g，丹参10g，夏枯草12g，玉竹10g，茯苓10g，菟丝子20g，续断15g，杜仲炭10g，月季花6g，合欢皮10g，桃仁10g，生甘草5g，北柴胡5g，墨旱莲15g。40剂。

潮热汗出症状改善，提示阴血不足之证缓解。三诊继续施"补"法，药用玉竹、墨旱莲养阴；菟丝子、续断、杜仲温肾平补阴阳。再施"利"法，以冬瓜皮、茯苓健脾祛湿。施"化"法，药用丹参、桃仁、月季花活血化瘀。施"清"法，药用夏枯草、柴胡、生甘草舒肝清热。

四诊：2011年5月14日。

基础体温呈单相。带下量增多，二便调。舌淡红，脉细滑。

2011年5月8日激素水平检查：FSH 125.56 IU/L；LH 36.00 IU/L；E_2 95.42pmol/L。

处方：北沙参15g，当归10g，川芎5g，钩藤10g，车前子10g，月季花6g，益母草10g，杜仲炭10g，夏枯草12g，红花5g，菟丝子20g，熟地黄10g，金银花12g，生甘草5g，茜草12g，莲子心3g，葛根3g，丹参10g。50剂。

治疗已近1年。现已无舌肥、便溏诸症，提示脾虚湿困之证消退；带下量增多，提示血海渐充；FSH水平尚无明显改善。四诊施"补"法，加用熟地黄重养阴血，以期血海得充，经水得溢。继续施"清"法，药用金银花、生甘草清血分余热。施"化"法，药用月季花、茜草、丹参活血化瘀。

五诊：2011 年 7 月 9 日。

基础体温呈单相。带下量少，潮热汗出诸症改善。舌淡暗，脉细滑。

2011 年 7 月激素水平检查：FSH 144.85 IU/L；LH 47.28 IU/L；E_2 40.04pmol/L。

处方：阿胶珠 12g，土茯苓 15g，金银花 12g，丹参 10g，浮小麦 15g，泽泻 10g，茜草 12g，生甘草 5g，北沙参 20g，月季花 6g，枸杞子 15g，浙贝母 10g，百合 10g，茯苓 10g。30 剂。

六诊：2011 年 10 月 8 日。

末次月经 2011 年 8 月 23 日，经期 3 天，经前基础体温呈单相。经后潮热汗出症状加重。舌嫩暗，脉细滑。

2011 年 9 月 20 日激素水平检查：FSH 126.60IU/L；LH 42.80IU/L；E_2 110.83pmol/L。

处方：北沙参 20g，熟地黄 10g，丹参 10g，川芎 5g，茜草 12g，生甘草 6g，桃仁 10g，茵陈 12g，白扁豆 10g，月季花 6g，苏木 10g，女贞子 15g，合欢皮 10g，益母草 10g，泽泻 10g。50 剂。

六诊前有月经来潮，经后潮热汗出之阴虚症状加重，近期复查 FSH 水平仍高，提示血海盈溢后再显不足。六诊继续施"补"法，药用北沙参、熟地黄、女贞子养阴血。现可见舌嫩，乃脾虚之征，恐服养阴药日久滋腻伤脾，施"利"法，佐茵陈、白扁豆利湿化浊。

七诊：2011 年 12 月 17 日。

近日基础体温呈单相。带下量增多，潮热汗出症状减轻。舌嫩暗，脉沉细滑。

处方：枸杞子 15g，当归 10g，枳壳 10g，川芎 5g，茜草 12g，生甘草 5g，金银花 10g，月季花 6g，阿胶珠 12g，百合 10g，菟丝子 15g，蛇床子 3g。50 剂。

带下量增多，潮热汗出症状减轻，提示冲脉血海不足之证改善。七诊治法仍以"补"法为主，药用枸杞子、当归、阿胶珠养阴血。施"促"法，药用菟丝子、蛇床子温肾助阳。施"化"法，药用茜草、月季花活血化瘀，疏通冲任气血。同时施"清"法，不忘致病之源——毒热侵袭冲任，以金银花、生甘草清解血分毒热。

八诊：2012 年 3 月 10 日。

末次月经 2012 年 2 月 3 日，经期 3 天，经量少，经前基础体温呈不典型双相。舌肥暗，脉细滑。

处方：北沙参 15g，月季花 6g，玉竹 10g，川芎 5g，霍石斛 10g，阿胶珠 12g，续断 15g，红花 6g，丹参 10g，枳壳 10g，茵陈 12g，车前子 10g，茜草 12g，瞿麦 6g，夏枯草 12g，合欢皮 10g，生麦芽 12g。50 剂。

九诊：2012 年 5 月 26 日。

末次月经 2012 年 2 月 3 日，经前基础体温呈不典型双相。近日带下量多。面色无华。舌暗，脉沉细滑无力。

处方：首乌藤 15g，丝瓜络 15g，瞿麦 6g，茜草 12g，金银花 12g，生甘草 5g，北沙参 15g，霍石斛 10g，熟地黄 10g，合欢皮 10g，丹皮 10g，月季花 6g，丹参 10g，益母草 10g，蛇床子 3g。50 剂。

十诊：2012 年 8 月 18 日。

末次月经 2012 年 6 月 25 日，经前基础体温呈单相偏高温。末前次月经 2012 年 4 月 30 日。舌暗红，脉沉细弦滑。

2012 年 6 月 26 日激素水平检查：FSH 70.44IU/L；LH 36.06IU/L；E_2 28.99pmol/L。

处方：当归 10g，茜草 12g，地骨皮 10g，丹参 10g，泽兰 10g，玉竹 10g，女贞子 15g，夏枯草 12g，桃仁 10g，茵陈 12g，月季花 6g，生甘草 5g，合欢皮 10g，阿胶珠 12g，桑枝 10g，延胡索 10g。50 剂。

经治疗，月经已恢复 2 个月左右一行，经前基础体温有不典型双相，排卵恢复。FSH 由首诊时 128.35IU/L，降至十诊时 70.44IU/L。

十一诊： 2013 年 1 月 12 日。

现基础体温呈单相。有带下，双下肢胀。舌肥绛，脉沉弦滑。

处方：北沙参 15g，玉竹 10g，丹参 10g，泽兰 10g，茜草 12g，金银花 12g，月季花 6g，百合 12g，女贞子 15g，菟丝子 15g，北柴胡 5g，墨旱莲 15g，莲子心 3g，熟地黄 10g，枳壳 10g。40 剂。

十二诊： 2013 年 4 月 6 日。

现基础体温呈单相。带下量少。舌嫩暗，脉细滑。

处方：何首乌 10g，菟丝子 15g，茵陈 12g，月季花 6g，阿胶珠 12g，桃仁 10g，钩藤 15g，川芎 5g，瞿麦 6g，女贞子 15g，续断 15g，薏苡仁 15g，金银花 12g，熟地黄 10g，桔梗 10g，桃仁 10g。20 剂。

按语： 卵巢早衰闭经治疗以阴血恢复为目的。诸"补"法——滋阴养血、健脾补肾当贯穿治疗过程始终。亦须随"证"之转化及兼夹证之出现，适时施"促""清""利""舒""化"诸法，使治疗不致偏离最终方向。本案辨证脾虚湿困，治疗时应首先考虑施"利"法健脾祛湿，而辅之以"补"法。湿邪不去，一味养阴或可加重湿困。湿去则着重行养阴之"补"法。待"补"有成效，冲任血海渐充，带下量增多、潮热汗出症状改善，脉显滑象时，适时行"促"法温肾助阳，鼓动肾气，施"化"法活血化瘀，疏通冲任气血。而因患者为感受邪毒发病，治疗过程始终又贯以"清"法，清解血分毒热。

案 3　肝郁肾虚，血海失充

杜某，29 岁，已婚。首诊日期：2010 年 11 月 27 日。

【主诉】闭经 5 年。

【现病史】15 岁月经初潮，周期 30 天一行，经期 5～6 天，经量中。17 岁高二时因学习紧张、压力较大，一度出现情绪低落并伴睡眠障碍、乏力、食欲减退、体重下降等症状。后经某医院诊断抑郁症，予利培酮片和中药抗抑郁治疗。服药 3 年后 23 岁时月经周期紊乱渐至闭经，诊断为卵巢早衰。曾口服克龄蒙治疗半年，药后有周期性阴道出血，现停药 9 个月，停药后仍闭经。现性情急躁并难以控制，时有潮热汗出，神疲倦怠，畏寒肢冷，带下量少，二便调。舌嫩，苔薄白，脉细滑。

【孕产史】结婚 2 年，未避孕未孕。

【检查】2009 年 10 月 14 日激素水平检查：FSH 98.00IU/L；LH 54.00IU/L；E_2 49.05pmol/L。

【西医诊断】卵巢早衰。

【中医诊断】闭经。

【病证分析】患者初潮年龄正常，17 岁前月经规律。17 岁患抑郁症后长期服抑郁药治疗，而后月经周期紊乱渐至闭经。从患者发病史看，存在精神因素及药物因素双重致病。

肝藏血，主疏泄，宜条达而恶抑郁。肝气条达，血脉流畅，注养血海，经候如常。精神抑郁，肝气失于疏泄，可致月经紊乱、闭经；长期服抗抑郁类药，药物毒性积蓄体内损伤肾气，肾气不足，任脉不通，冲脉不盛，致经水早绝；肝气不舒，失其条达之能，故见性情急躁之症；阴血不足，则致潮热汗出、带下量少诸症；舌嫩、脉细滑亦为气血虚阴血不足之象。

【辨证要素】抑郁症病史及药物治疗史；月经紊乱、闭经；性情急躁、潮热汗出、带下量少；舌嫩，脉细滑。

【中医证候】肝郁肾虚，血海失充。

【治法】补肾舒肝，养血调经。

【处方】续断 15g，菟丝子 15g，女贞子 15g，玉竹 10g，北沙参 15g，百合 12g，夏枯草 12g，钩藤 10g，合欢皮 10g，丹参 10g，远志 5g，香附 10g，泽兰 10g。40 剂。

【方解】

君药：续断、菟丝子。

臣药：女贞子、玉竹、北沙参、百合。

佐、使药：夏枯草、钩藤、合欢皮、远志、丹参、香附、泽兰。

首诊方施"补"法，以柴嵩岩温补肝肾之经验药对续断、菟丝子为君，温肾助阳；以柴嵩岩"补肺启肾"之经验药对北沙参、百合、玉竹为臣，养肺阴滋肾水；再以女贞子为臣，滋补肝肾。施"清"法、"舒"法。药用夏枯草、钩藤、合欢皮、远志，清热、平肝解郁、润燥除烦、安神。施"化"法，药用丹参、泽兰、香附活血通经。全方重在调整阴阳。肾阴由肾阳之温化熏蒸生成肾气，肾气盛乃天癸成熟之条件，唯肾气盛，血海充，月事以时下。

二诊：2011年1月15日。

末次月经2011年1月8日，经期3天，经量偏少，经前基础体温呈不典型双相。舌嫩红，脉细滑。

处方：北沙参15g，丹参10g，金银花12g，墨旱莲12g，桃仁10g，百合12g，绿萼梅10g，益母草10g，玫瑰花5g，女贞子15g，续断15g，生甘草5g。50剂。

首诊药后有排卵性月经恢复，提示肾气逐渐渐复；经量仍少，提示仍冲任血海不足；舌嫩红，为虚热之象。二诊延续首诊治法而调整用药。仍施"补"法滋补肝肾、调整阴阳。药用女贞子、墨旱莲滋补肝肾；北沙参、百合补肺启肾；续断温肾助阳兼通血脉。仍施"清""舒""化"法，以金银花、生甘草清解血热；绿萼梅、玫瑰花舒肝解郁；丹参、桃仁、益母草活血调经。

三诊：2011年3月19日。

末次月经2011年2月4日，经前基础体温呈不典型双相，经量少，经期3天。末前次月经2011年1月8日。舌淡红，苔黄，脉细滑。

处方：车前子 10g，当归 10g，泽兰 10g，何首乌 10g，丹参 10g，菟丝子 15g，三棱 10g，红花 6g，生甘草 6g，阿胶珠 12g，女贞子 15g，桃仁 10g，香附 10g。30 剂。

四诊：2011 年 5 月 7 日。

末次月经 2011 年 2 月 4 日。现基础体温呈单相。舌苔黄，脉细滑。

处方：北沙参 15g，丹参 10g，桃仁 10g，车前子 10g，熟地黄 10g，茜草 12g，阿胶珠 12g，月季花 6g，玉竹 10g，川芎 5g，霍石斛 10g，枳壳 10g，当归 10g，三棱 10g。40 剂。

五诊：2011 年 6 月 25 日。

末次月经 2011 年 6 月 15 日，经前基础体温呈单相，经期 3 天，经量少。带下量正常，腰酸。二便调。舌嫩红，苔薄黄，脉细弦滑。

处方：北沙参 30g，霍石斛 10g，莲子心 3g，续断 20g，合欢皮 10g，女贞子 15g，阿胶珠 12g，茵陈 12g，金银花 12g，川芎 5g，百合 10g，茜草 12g，车前子 10g，桃仁 10g，杜仲炭 10g，香附 10g。30 剂。

三、四、五诊辨证、治法延续首诊、二诊治法。三次复诊均可见舌苔黄，考虑兼夹湿热。五诊施"利"法，酌加车前子清利湿热。

六诊：2011 年 9 月 3 日。

末次月经 2011 年 7 月 23 日，经前基础体温单相。现基础体温呈上升趋势。舌嫩有齿痕，苔白，脉细滑。

处方：太子参 10g，桂圆肉 12g，枸杞子 15g，冬瓜皮 20g，薏苡仁 20g，川芎 5g，当归 10g，何首乌 10g，菟丝子 20g，泽泻 10g，蛇床子 3g，杜仲炭 10g，月季花 6g。50 剂。

患者首诊即有肝气不舒之证，至五诊时已见弦脉，提示肝气郁滞已重。肝郁日久，木克脾土，则致脾虚。六诊时可见舌有齿痕，乃脾虚之征。脾虚化源不足，血海亏虚，不得满盈；脾虚运化不利，水湿内停，则见苔白。"见肝之病，知肝传脾，当先实脾。"（汉·张仲景《金匮要略·脏腑经络先后病脉证》）六诊方施"补"法，药用太子参健脾益气，桂圆肉益心脾、补气血；施"利"法，药用薏苡仁、冬瓜皮、泽泻健脾利湿，蛇床子温肾祛湿。

七诊： 2011 年 11 月 26 日。

末次月经 2011 年 11 月 22 日，经前基础体温呈不典型双相，经期 5 天，经量中。舌肥嫩红，脉细弦滑。

处方：北沙参 20g，女贞子 15g，月季花 6g，丹参 10g，茵陈 10g，百合 10g，川芎 5g，茜草 10g，生甘草 6g，熟地黄 10g，霍石斛 10g，阿胶珠 12g，红花 6g，山茱萸 10g，车前子 10g，夏枯草 10g。50 剂。

六诊药后有排卵性月经恢复。舌有齿痕、苔白改善。七诊延续补肾养血、活血调经之法治疗。

八诊： 2012 年 4 月 7 日。

末次月经 2012 年 1 月 16 日，经前基础体温呈单相。现基础体温呈单相不稳定。舌淡有齿痕，脉沉滑。

处方：菟丝子 15g，阿胶珠 12g，薏苡仁 20g，地骨皮 10g，熟地黄 10g，茵陈 10g，桃仁 10g，川芎 5g，当归 10g，白术 10g，太子参 15g，杜仲（炭）10g，丹参 10g，茯苓 10g，蛇床子 3g。40 剂。

又见舌有齿痕，八诊施健脾益气、健脾利湿法治疗。

九诊： 2012 年 6 月 23 日。

末次月经 2012 年 6 月 19 日，末前次月经 2012 年 4 月 18 日，经前基础体温均呈单相。近日情绪较差，口苦。舌肥红，苔薄黄，脉细滑。

处方：菊花 10g，钩藤 15g，莲子心 3g，生甘草 5g，浮小麦 30g，女贞子 15g，川芎 5g，菟丝子 15g，远志 5g，百合 12g，绿萼梅 6g，茜草 12g，茵陈 12g，桃仁 10g，炒槐花 6g，冬瓜皮 15g。40 剂。

患者近日情绪低落，舌红，苔薄黄，口苦，有肝郁化热之征。九诊治法重在"清"法、"舒"法，舒肝解郁、平肝清热，药用钩藤、绿萼梅、菊花、远志。

十诊：2012 年 8 月 17 日。

末次月经 2012 年 6 月 19 日。近日情绪好转。舌肥，苔黄白腻，脉细滑。

处方：当归 10g，砂仁 3g，月季花 6g，车前子 15g，杜仲（炭）10g，泽兰 10g，香附 10g，大腹皮 10g，生甘草 5g，冬瓜皮 15g，川楝子 6g，茜草 12g，钩藤 15g，丹参 10g。40 剂。

十诊见苔黄白腻，提示湿热较重，停诸"补"法，重在施"利"法，药用砂仁、车前子、大腹皮、冬瓜皮，清利湿热、和胃化湿。

十一诊：2013 年 2 月 23 日。

末次月经 2013 年 1 月 15 日。现基础体温呈不典型上升。近日测尿酶免阳性，诉心慌。舌淡暗，有齿痕，脉沉滑稍数。

处方：覆盆子 15g，菟丝子 15g，苎麻根 6g，白芍 12g，白术 10g，黄芩 6g，荷叶 10g，百合 10g，茯苓 10g，地骨皮 10g，青蒿 6g，北沙参 12g，侧柏（炭）10g。14 剂。

经治患者妊娠。现舌淡暗，提示脾肾之气不足；脉稍数，提示虚热之象。十一诊施"补"法，健脾益气。补气药类中之参类药，性多温热，此时不宜用，而以茯苓、白术健脾益气；以较大量之覆盆子、菟丝子补肝肾、益精血；佐黄芩、荷叶、地骨皮、青蒿清热化浊。

十二诊：2013 年 3 月 9 日。

2013 年 2 月 24 日 B 超检查：子宫内可见 2.5cm×2.1cm 妊娠囊，胎芽 0.7cm，可见胎心。

案4　热毒侵袭，冲任损伤

马某，女，35 岁，已婚。首诊日期：2013 年 8 月 24 日。

【**主诉**】闭经 8 个月。

【现病史】既往月经规律，周期25～27天一行，经期5天，经量中，无痛经。2010年患肾病综合征，服雷公藤治疗数月后月经紊乱渐至闭经。曾用黄体酮治疗有撤退性出血。2012年10月激素水平检查FSH 40.20IU/L，E$_2$ < 73.40pmol/L，诊断卵巢早衰。末次自然月经2013年1月。2013年3月间断服克龄蒙，服药期间有人工周期建立，末次月经2013年5月16日（克龄蒙药后），现停药3个月。现潮热、汗出、带下量少，纳可，二便调。舌暗红，脉沉细。

【孕产史】结婚6年，2009年6月人工流产1次，2010年5月孕7周胎停育清宫1次。

【检查】2013年7月激素水平检查：FSH 135.66IU/L；LH 78.06IU/L；E$_2$ 73.40pmol/L。2013年6月B超检查：子宫三径4.4cm×4.3cm×2.8cm，子宫内膜厚度0.41cm。2013年6月输卵管造影：左侧输卵管通而不畅，右侧输卵管通畅。

【西医诊断】卵巢早衰。

【中医诊断】闭经。

【病证分析】患者发病与肾病综合征病史及治疗史有关。药物毒性蓄积日久，毒热侵袭。毒热之邪侵袭冲任、胞脉，冲任血海受损，胞脉不畅；既往有人工流产史，或致肾气受损，冲任不固，可致孕后胎停育；胎停育后清宫，肾气、冲任再次受创，诸因素致经水早绝。阴血不足，虚阳浮越，故见潮热之症；"阴虚则阳必凑之，阳蒸阴分，津液越出"（清·徐灵胎《医略六书·内因门》），故见盗汗之症；肾阴不足，不能下润则带下量少；舌暗红、脉沉细，乃热毒侵袭、冲任不足之征。

【辨证要素】人工流产、胎停育病史；肾病综合征病史及治疗史；月经紊乱、闭经；潮热、汗出、带下量少；舌暗红，脉沉细。

【中医证候】热毒侵袭，冲任损伤。

【治法】补肾养血，益阴清热。

【处方】菟丝子 20g，金银花 12g，川续断 15g，桑寄生 15g，北沙参 15g，何首乌 10g，玉竹 10g，川贝母 6g，桔梗 10g，丹参 10g，合欢皮 10g，月季花 6g，玫瑰花 6g。20 剂。

【方解】

君药：菟丝子、金银花。

臣药：川续断、桑寄生、北沙参、何首乌、玉竹。

佐药：川贝母、桔梗、丹参、合欢皮、月季花、玫瑰花。

首诊治法以"补"法、"清"法为主，兼有"化"法。菟丝子平补阴阳；金银花清解药物残留血分之毒热，二药共为君药，一补一清。续断、桑寄生辅助君药菟丝子补益肝肾；北沙参养肺阴滋肾水；何首乌、玉竹养阴血；贝母、桔梗入肺经，调理气机，气行则血畅，以期助周身及胞宫局部气血运行之改善；丹参、合欢皮、月季花、玫瑰花，舒肝活血、解郁安神。全方"补"中有"清"，养中有"化"。

二诊：2013 年 9 月 14 日。

基础体温呈单相。药后带下量增多。舌暗，脉细滑。

处方：北沙参 15g，生黄芪 12g，桔梗 10g，浙贝母 10g，茵陈 12g，白术 10g，炒蒲黄 10g，生甘草 5g，续断 15g，丝瓜络 15g，月季花 6g，桃仁 10g，桑寄生 15g，茜草 12g，当归 10g。20 剂。

药用北沙参、桔梗、浙贝母入肺经之品，补肺阴、调肺之气机；生黄芪、白术健脾益气；续断、桑寄生补肝肾；月季花、茜草、桃仁、当归、炒蒲黄活血化瘀；生甘草清血分余热。

三诊：2013 年 10 月 19 日。

基础体温呈单相。带下量少。舌暗，苔白，脉沉滑。

处方：生麦芽 12g，茜草 12g，车前子 10g，砂仁 3g，大腹皮 10g，陈皮 6g，女贞子 15g，月季花 6g，扁豆 10g，丹参 10g，桃仁 10g，槐花 6g，桔梗 10g，浙贝母 10g，荷叶 10g。20 剂。

三诊时见舌苔白，提示兼夹湿邪之证。湿邪阻滞中焦，致血脉不通。三诊重施"利"法，药用生麦芽、车前子、砂仁、大腹皮、陈皮、扁豆、荷叶、槐花众药利湿化浊；以女贞子一味滋补肝肾；再以桔梗、浙贝母调理气机；茜草、月季花、丹参、桃仁活血化瘀。

四诊： 2013 年 11 月 30 日。

现基础体温已持续上升 20 天。舌淡暗，苔白干，脉细滑。

2013 年 11 月 19 日激素水平检查：FSH 4.81IU/L；LH 3.43IU/L；E_2 466.9pmol/L；P 44.23nmol/L。2013 年 11 月 26 日查尿 HCG 阳性。2013 年 11 月 27 日查：血 HCG 840IU/L；E_2 572.52pmol/L；P 79.56nmol/L。

处方：北沙参 15g，荷叶 10g，苎麻根 10g，生甘草 6g，百合 10g，茯苓 10g，续断 15g，菟丝子 15g，白术 10g，侧柏炭 15g，覆盆子 15g，金银花 12g。14 剂。

三诊药后血清 FSH、LH、E_2 恢复正常。近日查血 HCG 证实妊娠。四诊治法固肾安胎。仍注意补肺阴，药用北沙参、百合；健脾气，药用茯苓、白术；清解血分毒热，药用金银花、生甘草。

按语： 本案要点有三。

1. 针对"热毒侵袭"病因，治疗过程始终贯以"清"法，清解血分毒热。

2. 施"补"法补肾同时，注重调理气机，气行则血畅。药用北沙参、百合、桔梗、浙贝母。

3. 适时活血化瘀，改善胞宫胞脉血运，改变胞宫胞脉瘀滞之状态。

案 5　毒热内侵，肝肾阴亏，血海不足

单某，女，35 岁，已婚。首诊日期：2013 年 3 月 9 日。

【主诉】闭经 2 年。

【现病史】14 岁月经初潮，既往规律，30 天一行，经期 5 ～ 6 天，经量中，痛经。诉 1996 年因男友意外故去遭受精神刺激，一度不能缓解。1998 年患结肠癌术后化疗 3 年，化疗后月经稀发，1～3 个月一行。末次自然月经 2011 年 3 月，现闭经 2 年。曾间断口服中药治疗。现潮热汗出，带下无，阴道干涩，二便调。舌暗红，苔薄黄，脉细滑。

【孕产史】已婚，无孕产史。

【检查】2013 年 1 月 8 日激素水平检查：FSH 88.06IU/L；LH 30.29IU/L；E_2 78.72pmol/L；T 0.83nmol/L；PRL 165.78mIU/L。2013 年 1 月 7 日 B 超检查：子宫三径 4.0cm×3.9cm×3.2cm，子宫内膜厚度 0.4cm，双侧卵巢显示不清。

【西医诊断】卵巢早衰。

【中医诊断】闭经。

【病证分析】患者初潮年龄正常，既往月经规律，提示先天肾气－天癸－冲任－胞宫的生殖轴发育及功能正常。现闭经 2 年与遭遇应激事件及癌症病史、治疗史有关。一则，肝藏血，主疏泄，与冲任二脉相通。肝血充足，肝气条达，冲盛任通，精血互生，经、孕、产、乳生理正常。遭遇精神刺激不能缓解，情志不舒，日久肝失疏泄，气机郁结，久郁不解，肝气郁闭。气病及血，气结则血滞，瘀血阻于脉道，血不得下，血海不能满溢至月经稀发、经水早绝。二则，化疗药物毒性滞留体内，其害如"六淫"之热毒。热毒之邪侵及胞宫胞脉，损伤冲任致任脉之气难通，冲脉精血不盛，肾－天癸－冲任－胞宫轴不能形成正常调节反馈，经血产生受阻，故见经水早绝；毒热内侵，肝肾受损，血海大亏，无血以下，亦致经闭。毒热耗伤阴血，阴虚内热，虚阳浮越，故见潮热汗出之症；阴液不足，不能下润阴窍，故见带下无、阴道干涩之症；舌暗红，苔薄黄，脉细滑，亦为肾虚瘀热之象。

【辨证要素】既往月经规律；遭遇应激事件；结肠癌病史及治疗史；月经紊乱、闭经；潮热汗出、带下无、阴道干涩；舌暗红、苔薄黄、脉细滑。

【中医证候】毒热内侵，肝肾阴亏，血海不足。

【治法】补肾清热，舒肝活血。

【处方】菟丝子 15g，金银花 12g，杜仲（炭）10g，当归 10g，柴胡 5g，白薇 3g，瞿麦 6g，茵陈 12g，荷叶 10g，郁金 6g，绿萼梅 6g，月季花 6g，川芎 5g，生甘草 5g。20 剂。

【方解】

君药：菟丝子、金银花。

臣药：杜仲、当归、柴胡、白薇。

佐药：瞿麦、茵陈、荷叶、郁金、绿萼梅、月季花、川芎。

使药：生甘草。

肾虚乃根本病机；肝气郁闭、毒热之邪侵袭乃重要病因。

针对病因病机，首诊"补""清""舒""利"诸法共用，补肾同时不忘舒肝活血、清热利湿。以菟丝子、金银花为君。菟丝子平补阴阳，补肾益精；金银花甘寒清热解毒。杜仲助君药菟丝子补益肝肾；当归养血活血；柴胡舒肝解郁；白薇苦寒，善入血分，助君药金银花清血分余热，清热凉血、益阴除热；郁金、绿萼梅、月季花、川芎舒肝解郁、活血调经；瞿麦、茵陈、荷叶清热利湿；生甘草清解血热又调和诸药。

二诊：2013 年 5 月 11 日。

基础体温呈单相。带下量增多，乳房胀，二便调。舌嫩暗，有齿痕，脉细滑。

处方：当归 10g，何首乌 10g，黄精 10g，枳壳 10g，茵陈 12g，续断 20g，夏枯草 12g，桂圆肉 12g，月季花 6g，绿萼梅 6g，蛇床子 3g，杜仲炭 10g，川芎 5g，茯苓 10g。20 剂。

药后首诊时舌红、苔黄现改善，提示血海伏热减轻；带下量较前增多，提示冲任亏虚略改善；闭经日久现有乳胀之症，提示仍有肝气不舒之证；舌嫩、有齿痕，提示脾肾气虚。

　　二诊暂停施"清"法，去首诊方金银花、白薇、生甘草苦寒之品。施"补"法，加何首乌辅助当归补养阴血；施"舒"法，加夏枯草辅助月季花、绿萼梅舒肝解郁。再以黄精、桂圆肉、续断、蛇床子、杜仲炭、茯苓众药，健脾温肾，助血海恢复。

　　三诊：2013 年 7 月 27 日。

　　基础体温呈单相。带下量少，乳胀。舌肥绛，脉细滑。

　　2013 年 7 月 10 日激素水平检查：FSH 51.64IU/L；LH 30.21IU/L；E_2 218.77pmol/L。2013 年 7 月 10 日 B 超检查：子宫三径 3.4cm×3.2cm×2.8cm，子宫内膜厚度 0.3cm；左卵巢 2.3cm×1.2cm，内见 0.7cm×0.6cm 卵泡，右卵巢 1.9cm×1.0cm。

　　处方：当归 10g，玉竹 10g，北沙参 15g，月季花 6g，女贞子 15g，桃仁 10g，茜草 12g，枸杞子 15g，金银花 12g，生麦芽 12g，丹参 10g，生甘草 5g，车前子 10g，熟地黄 10g。20 剂。

　　近日复查，血清 FSH、E_2 改善，左卵巢增大并可见优势卵泡。基础体温仍呈单相。现舌绛，考虑二诊方中健脾温肾药较多，恐已有温燥伤阴之嫌。三诊治法以调整阴阳为目的，药用北沙参、玉竹、女贞子、枸杞子、熟地黄众药补养阴血。

　　四诊：2013 年 9 月 7 日。

　　基础体温呈单相平稳。舌肥暗淡，脉细滑。

　　处方：生黄芪 12g，当归 10g，莲须 5g，浙贝母 10g，夏枯草 12g，炒白芍 10g，杜仲 10g，川芎 5g，郁金 6g，茜草 12g，薏苡仁 20g，菟丝子 20g，玫瑰花 6g，丹参 10g。20 剂。

　　现舌色由三诊之绛转为淡暗。四诊施"补"法，药用当归、炒白芍养阴血；菟丝子、杜仲补肝肾；生黄芪健脾益气。同时施"舒"法，药用玫瑰花、郁金舒肝活血；施"化"法，药用丹参、茜草活血化瘀调经。

五诊： 2013 年 12 月 21 日。

基础体温呈单相。带下量增多，乳胀明显。舌肥暗，左沉滑，右细滑。

2013 年 11 月 24 日激素水平检查：FSH 38.34IU/L；LH 41.83IU/L；E_2 549.40pmol/L。

处方： 枸杞子 15g，当归 10g，茜草 12g，川芎 5g，女贞子 15g，生麦芽 12g，大腹皮 10g，夏枯草 12g，绿萼梅 6g，生甘草 5g，蛇床子 3g，茵陈 12g，桃仁 10g，三棱 10g，广木香 3g。30 剂。

四诊药后带下量增多，血清 FSH 进一步改善。现脉见滑象，提示冲任血海逐渐充盈。五诊加大"化"法力度，加桃仁、三棱活血通络以调经。

六诊： 2014 年 1 月 18 日。

末次月经 2014 年 1 月 10 日，经前基础体温呈单相，经期 5 天，经量少。舌淡肥，脉细滑。

处方： 枸杞子 15g，菟丝子 15g，川续断 15g，白术 10g，牡丹皮 10g，莲子心 3g，当归 10g，熟地黄 10g，阿胶珠 12g，女贞子 15g，生甘草 6g，茯苓 10g，百合 10g，浙贝母 10g，蛇床子 3g。30 剂。

五诊服药后月经恢复。以后数诊，继续以健脾补肾、养血清热之法治疗，再有间断性月经恢复。

案 6 湿热瘀结，肾精虚损

刘某，女，32 岁，已婚。首诊日期：2012 年 7 月 14 日。

【主诉】闭经 7 个月。

【现病史】既往月经尚规律，35 ～ 40 天一行，经期 7 天，经量中，无痛经。2011 年 3 月起患银屑病口服中药治疗，以后渐至闭经。末次月经 2011 年 12 月初，末前次月经 2011 年 11 月，现闭经 7 个月。2012 年 3 月～ 2012 年 6 月曾予激素替代治疗，现停药 1 个月。现自觉腰酸，乏力，带下少，无潮热汗出症状，二便调。舌暗红，苔黄白干，脉弦滑。

【检查】2012 年 3 月 22 日激素水平检查：FSH 73.99IU/L；LH 37.94IU/L；E_2<18.35pmol/L；T 0.28nmol/L。

【西医诊断】卵巢早衰。

【中医诊断】闭经。

【病证分析】本案病因起于毒邪侵袭。毒邪侵及冲任胞宫，冲任受损，天癸耗竭，经水早绝。腰酸，系冲任损伤，肾精不足，肾府亏虚；乏力，系冲任血海不足，不能敷布于周身；带下量少，系肾精不足，阴窍失润；舌暗红，提示冲任血海内有伏热；舌苔黄、白、干，提示阳明湿热蕴结；脉弦滑，提示尚有肝气郁结之象。

【辨证要素】银屑病病史及治疗史；腰酸、乏力、带下量少；舌暗红、苔黄白干、脉弦滑。

【中医证候】湿热瘀结，肾精虚损。

【治法】补肾填精，清热利湿。

【处方】熟地黄 10g，北沙参 15g，女贞子 15g，阿胶珠 12g，玉竹 10g，茵陈 12g，夏枯草 12g，炒槐花 6g，丹参 10g，桃仁 10g，月季花 6g，钩藤 15g，浙贝母 10g，红花 5g，枳壳 10g，生甘草 5g。40 剂。

【方解】

君药：熟地黄。

臣药：北沙参、女贞子、阿胶珠、玉竹。

佐药：茵陈、夏枯草、槐花、丹参、桃仁、月季花、浙贝母、红花、枳壳、钩藤。

使药：生甘草。

施"补"法。以熟地黄为君，滋阴补血。以北沙参补肺阴滋肾水；女贞子滋补肝肾之阴；阿胶珠滋阴补血；玉竹养阴润燥，重药为臣助君药之效。施"清"法，以茵陈、浙贝母、夏枯草、槐花、生甘草清热化湿。施

"化"法，以丹参、桃仁、月季花、红花活血化瘀通经。施"利"法，以枳壳理气；钩藤清热平肝。

二诊：2012 年 10 月 13 日。

基础体温呈单相。带下无。舌暗，苔白，脉细滑。

2012 年 10 月 10 日激素水平检查：FSH 5.27IU/L；LH 17.08IU/L；E_2 155.94pmol/L；T 1.56nmol/L；PRL 68.69mIU/L。

2012 年 10 月 10 日 B 超检查：子宫三径 4.5cm×3.8cm×5.2cm，子宫内膜厚度 0.55cm；左卵巢 3.8cm×2.0cm，右卵巢 3.28cm×1.77cm。

处方：太子参 15g，北沙参 15g，当归 10g，何首乌 10g，丹参 10g，夏枯草 12g，桃仁 10g，茵陈 12g，菟丝子 15g，瞿麦 6g，蛇床子 3g，杜仲 10g，红花 6g，泽兰 10g，月季花 6g，郁金 6g。60 剂。

治疗 3 个月后复诊。血清 FSH、E_2 有较大改善。舌红、苔黄改善，提示湿热之证减轻。现可见舌苔白，提示湿象。二诊治法仍以"补"法为主，恐熟地黄久服滋腻生湿，改以何首乌、当归养血补血；以北沙参、太子参两药相佐，北沙参补肺阴滋肾水，太子参健脾益气，加强气血化生之力。适时施"促"法，药用菟丝子、蛇床子、杜仲温肾助阳。适时施"化"法，药用丹参、泽兰、瞿麦、红花、月季花、郁金除肝郁活血通络。诸药共用，以动为主，动中有静，以期恢复血海。以茵陈一味继续清热利湿。

三诊：2013 年 1 月 12 日。

基础体温呈单相。带下无。舌暗，苔白干，脉细滑。

2013 年 1 月 7 日激素水平检查：FSH 7.57IU/L；LH 20.26IU/L；E_2 130.69pmol/L；T 1.46nmol/L。2013 年 1 月 7 日 B 超检查：子宫三径 4.47cm×4.09cm×4.67cm，子宫内膜厚度 0.8cm；左卵巢 3.79cm×1.62cm，右卵巢 4.20cm×2.27cm，探及 10 余个小卵泡。

处方：车前子 10g，茵陈 12g，当归 10g，川芎 5g，木香 3g，夏枯草

12g，泽兰 10g，桃仁 10g，杜仲 10g，菟丝子 15g，砂仁 3g，炒蒲黄 10g，远志 5g，蛇床子 3g，月季花 6g。40 剂。

四诊：2013 年 4 月 6 日。

末次月经 2013 年 3 月 20 日，经期 3 天，经色暗红，经前基础体温呈单相。近日足心部起脓疮，疼痛。舌暗红，脉细滑。

2013 年 4 月 4 日激素水平检查：FSH 8.51IU/L；LH 17.85IU/L；E_2 149.88pmol/L；T 2.36nmol/L。2013 年 4 月 4 日 B 超检查：子宫三径 4.2cm×3.7cm×5.36cm，子宫内膜厚度 0.49cm；左卵巢 3.64cm×1.82cm，右卵巢 2.69cm×1.99cm，可见 10 余个小卵泡。

处方：冬瓜皮 20g，莲子心 3g，瞿麦 6g，夏枯草 12g，浙贝母 10g，茵陈 12g，月季花 6g，茜草 12g，荷叶 10g，杜仲炭 10g，车前子 10g，泽兰 10g，百部 10g，野菊花 10g，生甘草 5g，桑枝 10g，地丁 5g。20 剂。

三诊药后有月经恢复，经前基础体温仍呈单相，提示排卵尚未恢复。近日足心部起脓疮，提示湿热毒邪之征。四诊以施"清法""利法""化法"为要，清热利湿、活血通利。药用莲子心、夏枯草、野菊花、地丁、生甘草清解毒热；冬瓜皮、瞿麦、浙贝母、茵陈、荷叶、车前子清热利湿；月季花、茜草、泽兰活血通经；以杜仲一味补益肝肾。

五诊：2013 年 6 月 15 日。

末次月经 2013 年 5 月 5 日，经前基础体温呈不典型双相，经量少。现基础体温呈上升趋势。带下量增多。足心脓疮局限（阳明经）减少，脓疮痛改善。舌暗，苔白干，脉细滑。

处方：首乌藤 15g，丝瓜络 15g，桃仁 10g，川芎 5g，丹参 10g，砂仁 3g，茜草 12g，月季花 6g，瞿麦 6g，薏苡仁 20g，鱼腥草 15g，土茯苓 15g。40 剂。

四诊药后月经来潮，经前基础体温呈双相，排卵恢复。足心部仍有脓疮范围局限，疼痛减轻，湿热毒邪缓解。五诊延续四诊治法治疗。

六诊：2013 年 8 月 31 日。

末次月经 2013 年 8 月 29 日，末前次月经 2013 年 7 月 26 日，经前基础体温均呈不典型双相。舌暗，脉细滑。

处方：北沙参 15g，砂仁 3g，丹参 10g，茜草 12g，葛根 6g，杏仁 6g，月季花 6g，女贞子 15g，白术 10g，蛇床子 3g，生甘草 6g，绿萼梅 6g，菟丝子 15g，当归 10g，川芎 5g，郁金 6g。40 剂。

经治 1 年，现月经恢复一月一行，经前基础体温呈双相，排卵恢复。

七诊：2013 年 12 月 14 日。

末次月经 2013 年 11 月 17 日，经量中，经期 5 天，经前基础体温呈不典型双相。末前次月经 2013 年 10 月 8 日。现基础体温呈低温相。时有呃逆。舌暗红，苔黄腻，脉细滑。

2013 年 11 月 19 日激素水平检查：FSH 6.99IU/L；LH 4.87IU/L；E_2 41.10pmol/L。

处方：覆盆子 15g，侧柏炭 10g，北沙参 15g，天冬 10g，百合 10g，青蒿 6g，墨旱莲 12g，玫瑰花 5g，金银花 10g，地骨皮 10g，川黄柏 5g，荷叶 10g，香附 10g，菟丝子 15g，茯苓 10g。40 剂。

现月经恢复 40 天左右一行，经前基础体温呈不典型双相，经量中，经期 5 ～ 7 天。七诊时舌暗红、苔黄腻，提示湿热瘀阻之象；时有呃逆，为湿热夹胃气上逆之征。七诊方药用北沙参、天冬、百合、墨旱莲滋养阴血；覆盆子、菟丝子补肾助阳。同时，药用侧柏炭、青蒿、金银花、地骨皮、川柏、荷叶清热利湿。

八诊：2014 年 3 月 22 日。

末次月经 2014 年 2 月 21 日，经前基础体温呈不典型双相，经期 7 天，经量少。末前次月经 2014 年 1 月 8 日。舌暗，脉沉滑。

处方：北沙参 15g，莲子心 3g，槐花 6g，丹参 10g，茜草 12g，绿萼梅 6g，桔梗 10g，知母 6g，丹参 10g，夏枯草 12g，浙贝母 10g，杜仲

10g，川芎 5g，蛇床子 3g，天冬 10g，当归 10g。50 剂。

九诊：2014 年 6 月 7 日。

末次月经 2014 年 5 月 12 日，经量中，经前基础体温呈不典型双相。末前次月经 2014 年 2 月 21 日。舌暗，脉细滑。

2014 年 5 月 13 日激素水平检查：FSH 6.05IU/L；LH 3.48 IU/L；E_2 4.40pmol/L。

处方：当归 10g，柴胡 3g，夏枯草 12g，川芎 5g，百合 12g，枸杞子 15g，车前子 10g，杜仲 10g，生麦芽 12g，茜草 12g，制首乌 10g，红花 5g，郁金 6g，菟丝子 15g，浙贝母 10g。40 剂。

十诊：2014 年 11 月 15 日。

末次月经 2014 年 11 月 4 日，末前次月经 2014 年 9 月 30 日，经前基础体温近典型双相，经量少。舌暗红，苔白，脉细滑沉。

处方：北沙参 15g，丹参 10g，泽兰 10g，当归 10g，川芎 5g，熟地黄 10g，月季花 6g，女贞子 15g，墨旱莲 15g，益母草 10g，川续断 15g，黄精 10g，香附 10g，白术 10g。20 剂。

经治 2 年余，患者月经恢复一月左右一行，基础体温近典型双相，血清激素 FSH ≤ 10IU/L。

三、因人工流产、药物流产、手术因素致卵巢早衰

案 1 阴血不足，脾肾损伤

马某，女，28 岁，已婚。首诊日期：2012 年 9 月 15 日。

【主诉】月经稀发 5 年，现闭经 5 个月。

【现病史】12 岁月经初潮，既往月经规律，周期 30 天一行，经期 7 天，经量中。2006 年 12 月人工流产刮宫术后月经量减少，渐至月经稀发，3 ～ 5 月一行，伴潮热症状。2011 年 2 月停经 5 个月，其间激素水平检查：

FSH 110.00IU/L，LH 80.00IU/L。后间断口服中药治疗。末次月经 2012 年 4 月 6 日，现闭经 5 个月，伴带下量少，偶有心慌，阴道干涩。舌暗红，苔白，脉细滑。

【孕产史】结婚 6 年，妊娠 3 次均流产。2006 年 6 月、2006 年 10 月各药物流产 1 次，2006 年 12 月人工流产 1 次。

【检查】2012 年 6 月激素水平检查：FSH 66.80IU/L；LH 44.40 IU/L；E_2 60.92pmol/L。2012 年 6 月 B 超检查：子宫三径 4.3cm×3.6cm×2.9cm，子宫内膜厚度 0.3cm；双侧卵巢显示不清。

【西医诊断】卵巢早衰。

【中医诊断】闭经。

【病证分析】本案患者月经稀发至闭经史，有半年内多次流产史。人工流产损伤胞宫脉络，致瘀血内停，新血不生，肾气耗伤；短期内多次人工流产致冲任血海重创致经水早绝。阴血不足，心神失养，故见心慌；阴血不足，不能下润阴窍，故见阴道干涩、带下量少；舌暗红、脉细滑为阴虚血少之象；舌苔白，提示脾失运化，湿阻胞脉，亦为闭经之因。

【辨证要素】半年内多次人工流产史；月经量少、月经稀发、闭经；心慌、带下量少、阴道干涩；舌暗红、苔白、脉细滑。

【中医证候】阴血不足，脾肾损伤。

【治法】补肝肾，益精血，健脾除湿。

【处方】何首乌 10g，女贞子 12g，菟丝子 12g，续断 15g，茯苓 10g，蛇床子 3g，北柴胡 3g，莱菔子 10g，荷叶 10g，车前子 10g，枳壳 10g，茵陈 10g，白扁豆 10g，桃仁 10g。40 剂。

【方解】

君药：何首乌、女贞子。

臣药：菟丝子、续断、蛇床子、茯苓。

佐、使药：柴胡、莱菔子、荷叶、车前子、枳壳、茵陈、白扁豆、桃仁。

首诊施"补"法，药用柴嵩岩补益肝肾之经验药对女贞子、何首乌为君，补肝肾、益精血。此时补血为何选药何首乌而非熟地黄，柴嵩岩经验，补肝肾、益精血，熟地黄功效较何首乌为胜，"诸经之明血虚者，非熟地不可"（明·张介宾《本草正》）。然熟地黄味甘、性温，"黏腻浊滞，如大虚之体服之，亦碍运化，故必胃纳尚佳，形神未萎者，方能任受……"（清·张德裕《本草正义》）。首诊见舌苔白，提示有湿邪病机。此时如用熟地黄，其滋腻之性有腻膈碍胃之弊。何首乌苦、涩、微温，与熟地黄比较，不寒、不燥、不腻。"此物气温味苦涩，苦补肾，温补肝，能收敛精气……为滋补良药，不寒不燥，功在地黄、天门冬诸药之上"（明·李时珍《本草纲目》），"何首乌，专入肝肾，补养真阴，且味固甚厚，稍兼苦涩，性则温和，皆与下焦封藏之理符合，故能填益精气，具有阴阳平秘作用，非如地黄之偏于阴凝可比"（清·张德裕《本草正义》）。据此理，据首诊舌、脉、症辨证，此时选用何首乌补益肝肾应优于熟地黄。再以女贞子甘、凉之性，何首乌、女贞子相须为用，补益肝肾尤显效专。

首诊又施"促"法，以菟丝子、续断、蛇床子温肾助阳。菟丝子温肾助阳兼可益精；续断温肾助阳兼行血脉；见舌苔白，提示内有湿邪，蛇床子温肾壮阳又具燥湿之效。

施"利""清""舒""化"诸法，以茯苓一药三效——健脾渗湿以利水、健脾益气以利气血化生、淡渗利湿以祛湿邪；荷叶、车前子、茵陈、扁豆清热利湿；柴胡、莱菔子、枳壳舒肝行气；桃仁化瘀通经。

全方"补""促""利""清""舒""化"诸法共施，动静结合。养阴血亦利水湿；益阴精不忘助肾阳，"善补阴者，必于阳中求阴"。

二诊：2012年11月24日。

末次月经2012年11月16日，末前次月经2012年10月14日。经期均6天，经量中，经前基础体温均呈不典型双相。舌暗红，脉细滑有力。

处方：枸杞子15g，川芎5g，车前子10g，当归10g，阿胶珠12g，茯苓10g，泽兰10g，金银花10g，月季花6g，茵陈10g，何首乌10g，三棱10g，蛇床子3g，青蒿6g。40剂。

首诊药后排卵性月经恢复一月一行。二诊沿首诊治法。施"补"法，药用枸杞子、当归、阿胶珠、何首乌，加大滋阴养血之力；茯苓健脾益气。略施"促"法以温动，药用蛇床子温肾助阳。施"利"法、"清"法，药用车前子、茵陈、青蒿、金银花清热利湿。施"化"法，药用川芎、泽兰、三棱，加大活血通经之力。

三诊：2013年2月23日。

末次月经2013年1月20日，末前次月经2012年12月18日，经前基础体温均呈不典型双相。现基础体温呈单相。近日情绪波动，时感头晕头痛，偶有潮热。舌暗红，苔薄白，脉细滑。

2012年12月9日激素水平检查：FSH 17.50IU/L；LH 6.40IU/L；E_2 317.82pmol/L；T 1.49nmol/L。

处方：菊花10g，钩藤10g，枸杞子15g，生甘草5g，金银花10g，川芎5g，女贞子15g，香附10g，月季花6g，夏枯草12g，苏木10g，红花5g，丹参10g，绿萼梅6g。40剂。

经治5个月，患者月经周期规律，基础体温呈双相，恢复周期性排卵；血清FSH、LH、E_2较首诊时改善。患者近期情绪波动，乃肝气不舒，肝阳上亢之征，故又可见头晕、头痛诸症。肝郁化热，耗伤阴血，肝阴不足，影响冲任血海周期性盈泻，致病情反复。故三诊施"舒"法，药用菊花、钩藤、夏枯草、绿萼梅清热平肝。施"清"法，药用金银花、生甘草清解血热。仍施"补"法，以女贞子、枸杞子滋补肝肾。仍施"化"法，以月季花、苏木、丹参、川芎活血调经。

四诊：2013年4月13日。

末次月经 2013 年 1 月 20 日，经前基础体温呈不典型双相。近日基础体温有双相，体温下降后未来月经，现基础体温仍呈高温相，自查尿酶免阴性。舌绛暗红，苔白，脉细滑。

处方：枸杞子 15g，远志 5g，杜仲炭 10g，月季花 6g，夏枯草 12g，金银花 12g，生甘草 5g，玉竹 10g，霍石斛 10g，茵陈 12g，枳壳 10g，砂仁 3g，茜草 12g。40 剂。

现可见舌绛暗红，提示热象加重。四诊再施"清"法，以金银花、生甘草清解血热；夏枯草清热平肝。

三诊时已见舌苔薄白，现四诊再见舌苔白，提示已兼夹湿证，需施"利"法。柴嵩岩化湿常选用砂仁、半夏、荷叶，但用法不同。荷叶化湿同时又可祛暑热，适宜夏季选用；半夏过燥易伤阴血，可短期选用，因本已阴血不足，服用过久需防阴血愈伤；砂仁偏行中、下二焦之气滞，行气和中化浊，且无燥性，更适宜阴血不足兼夹湿浊者之用。四诊方选用砂仁化湿。兼夹湿证者若见舌体肥嫩，亦可用茯苓、陈皮通过健脾而渗湿、燥湿以化胃浊；若同时见脉细无力，化湿同时可用天冬、玉竹养阴血。

四诊施"补"法，药用石斛滋肾阴、清虚热、通经脉。石斛，性甘、微寒，"为肾药、为肺药、为肠胃药……大凡证之恰合乎斛者，必两收除痹、补虚之益……"（清·周岩《本草思辨录》）。"痹"者闭也，石斛除具益肾润肺、滋阴清热、生津益胃通"痹"之功效外，亦可通闭，为柴嵩岩喜用通热闭之药。

案 2　阴虚内热

胡某，女，34 岁，已婚。首诊日期：2013 年 6 月 22 日。

【主诉】月经紊乱 4 年，闭经 2 个月。

【现病史】既往月经尚规律，周期 30～35 天一行，偶有稀发。2009 年遇精神刺激后月经紊乱，曾间断中药治疗至今未有改善。2012 年 5 月异常子宫出血，量多，持续近1个月，于2012年6月5日行诊断性刮宫术；2013年2～4月连续3个月经周期行促排卵治疗，每次氯米芬50mg，1次/天，口服，5天。2013年3月同时服优思明1个月，有月经来潮。末次月经2013年5月28日（黄体酮药后撤退性出血），末前次月经2013年4月7日（氯米芬药后），现闭经2个月。现潮热，汗出，带下量少，阴道干涩，纳可，大便溏薄。舌肥暗红，脉沉细数不稳。

【孕产史】结婚7年，未避孕未孕3年。

【检查】2013年6月14日激素水平检查：FSH 50.98IU/L；LH 3.59IU/L；E_2 41.00pmol/L。2013年6月14日B超检查：子宫三径5.5cm×4.4cm×5.3cm，子宫内膜厚度0.8cm。双卵巢未见成熟卵泡。输卵管造影提示双输卵管通畅。

【西医诊断】卵巢早衰、不孕症。

【中医诊断】闭经、不孕。

【病证分析】本案病因病机有三，包括情志致病因素及手术（药物治疗）致病因素。其一，因情志因素致病。曾遭遇精神刺激一度不能缓解，久而肝气郁结，疏泄失调，冲任血海阻滞，致月经紊乱；气郁化火，扰动冲任血海，致异常子宫出血。其二，因手术（药物治疗）因素致病。子宫异常出血后行诊断性刮宫术，之后短期内连续以药物促排卵，或使本已亏虚之冲任再度耗伤，至天癸近竭而经水早绝。其三，素体脾虚。舌肥提示素体脾气不足。脾虚气血化源乏力，冲任血海欠充盈，冲任乏继致月经紊乱甚至闭经。

阴血不足，血海空虚，阴不敛阳，虚阳浮越，故见潮热、汗出；脾气不足，运化不利，故见大便溏薄；肾阴不足，阴窍失润，故见阴道干涩；舌肥暗红，脉沉细数乃阴虚内热之象。

【辨证要素】精神刺激史；月经紊乱、闭经；异常子宫出血、诊断性刮宫；未避孕未孕3年；氯米芬促排卵；潮热、汗出、阴道干涩、大便溏；舌肥暗红，脉沉滑数不稳。

【中医证候】阴虚内热。

【治法】敛阴清热，补益肺肾。

【处方】熟地黄 10g，北沙参 15g，知母 6g，墨旱莲 12g，百合 10g，白芍 10g，乌梅 5g，地骨皮 10g，金银花 12g，荷叶 10g，莲须 6g，莲子心 3g，侧柏炭 12g，生甘草 5g。20 剂。

【方解】

君药：熟地黄。

臣药：北沙参、知母、墨旱莲、百合、白芍、乌梅。

佐药：金银花、地骨皮、荷叶、莲须、莲子心、侧柏炭。

使药：生甘草。

首诊治法以"补"法、"清"法并重，敛阴清热。以熟地黄为君，重补阴血。以北沙参、知母、墨旱莲、百合、白芍、乌梅为臣。柴嵩岩"补肺启肾"之经验药对北沙参、百合补肺阴滋肾水，百合养阴亦可清心；知母味苦甘、性寒质润，入肾经，滋肾阴、泻肾火；墨旱莲补肝肾之阴；白芍养血敛阴；乌梅味酸性平，生津液，助熟地黄养阴血。以金银花、地骨皮、荷叶、莲须、莲子心、侧柏炭共为佐，清解血热，交通心肾，清热而不过于苦寒以直折伤阴。以生甘草少量为使，既有清热之效，又调和诸药。全方养阴以充血海，清热以解血热。

二诊：2013 年 9 月 7 日。

末次月经 2013 年 8 月 17 日，经量中，经期 8 天，经前基础体温呈不典型双相。舌肥暗红，脉细滑。

2013 年 8 月 28 日激素水平检查：FSH 6.40IU/L；LH 4.17IU/L；E_2 250.00pmol/L。2013 年 8 月 28 日 B 超检查：子宫三径 5.1cm×4.8cm×3.9cm，子宫内膜厚度 0.7cm；左卵巢 3.6cm×1.7cm，右卵巢显示不清。

处方：北沙参 15g，泽兰 10g，茵陈 10g，荷叶 10g，枳壳 10g，月季

花 6g，生甘草 6g，菟丝子 15g，鱼腥草 15g，益母草 10g，熟地黄 10g，
霍石斛 10g，桃仁 10g，炒槐花 6g。40 剂。

首诊药后有排卵性月经恢复，血清 FSH、E$_2$ 恢复正常。首诊仅以"补"
法、"清"法为治，养阴、清热，未施"促"法温肾助阳，未施"化"法
活血通经，亦药后有排卵性月经恢复，乃因重养肾阴之亏，血海恢复，肾
阴充盛，阴复阳生之故。二诊效不更法，仍以"补""清"治法并重。以熟
地黄、北沙参、石斛养阴血；菟丝子补肾益精；茵陈、荷叶、鱼腥草、炒
槐花、生甘草清热。又因二诊时脉象由首诊之沉细数变为细滑，脉见滑
象，提示血海有所恢复，故二诊亦施"化"法，以泽兰、月季花、益母
草、桃仁活血调经。

三诊：2013 年 12 月 21 日。

末次月经 2013 年 12 月 15 日，末前次月经 2013 年 11 月 15 日，经期
5～7 天，经量中、色红，经前基础体温呈双相。舌肥，苔白，脉细滑。

2013 年 12 月 18 日激素水平检查：FSH 3.24IU/L；LH 3.28IU/L；
E$_2$ 313.69pmol/L。2013 年 11 月 28 日 B 超检查：子宫三径 6.4cm×5.7cm×
5.1cm，子宫内膜厚度 1.2cm；左卵巢 3.0cm×1.9cm，内见直径 0.8cm 无回
声区，右卵巢显示不清。

处方：北沙参 15g，金银花 12g，冬瓜皮 20g，砂仁 3g，泽兰 10g，茵
陈 10g，夏枯草 12g，月季花 6g，枸杞子 15g，杜仲 10g，菟丝子 20g，荷
叶 10g，川芎 5g，百合 12g，桃仁 10g，玉竹 10g。50 剂。

经治疗，患者恢复排卵性月经一月一行，激素水平恢复正常，排卵前
B 超子宫内膜厚度及优势卵泡大小接近正常。三诊时可见舌肥、苔白，提
示兼夹湿证。三诊施"利"法，药用冬瓜皮、砂仁、茵陈、荷叶除湿化
浊。仍施"补"法、"清"法、"化"法，补肾清热、活血调经。

案 3　肾虚肝郁血热

张某，女，24 岁，未婚。首诊日期：2013 年 9 月 28 日。

【主诉】闭经 3 个月。

【现病史】13 岁月经初潮，周期 30 天一行，经期 7 天，经量中，无痛经。2013 年 1 月人工流产并行刮宫术前后一直情绪不佳，以后周期提前、经期延长，周期 20 天左右一行，经期 10 天左右，经量少，持续半年后闭经，现闭经 3 个月。末次月经 2013 年 6 月 6 日，末前次月经 2013 年 5 月 15 日。现潮热汗出，心慌，心烦，脱发，带下少，二便调。舌绛暗，苔白干，脉沉细。

【孕产史】2011 年 5 月药物流产 1 次，2013 年 1 月人工流产 1 次。

【检查】2013 年 8 月 8 日 B 超检查：子宫三径 3.0cm×3.0cm×2.6cm，子宫内膜厚度 0.4cm；右卵巢长径 1.9cm，左卵巢长径 1.6cm，左右卵巢均未见卵泡。2013 年 8 月 9 日激素水平检查：FSH 90.06IU/L；LH 30.29IU/L；E_2 73.84pmol/L；PRL 146.07mIU/L；T 1.20nmol/L。

【西医诊断】卵巢早衰。

【中医诊断】闭经。

【病证分析】患者初潮年龄正常，既往月经规律，提示既往肾气盛、任通冲盛。2013 年 6 月后月经紊乱渐至闭经，可能的致病因素有二。其一，因手术因素致病。人工流产刮宫术，致冲任气血、胞宫、胞脉损伤。其二：因情志因素致病。人工流产前后情绪持续波动，惊则气乱，气乱血行无度；恐则伤肾，肾主生殖，肾藏精，肾虚失于封藏，冲任不调；怒则伤肝，肝主疏泄，疏泄失司，肝郁气滞，任脉不通。目前之证：阴虚日久生内热，故见潮热；阴不敛阳，迫汗外泄则见汗出；肾阴不足，不能上制心火，故见心悸、心烦；阴血不足，不能上荣，故见脱发，不能下润阴窍，故见带下量少，阴道干涩；舌绛，脉沉细，亦为阴虚内热之象；舌暗提示有瘀滞；苔白干，提示有胃阴损伤。

【辨证要素】既往月经规律；人工流产刮宫术；不良情绪生活史；月经紊乱、闭经；潮热汗出、心慌、心烦、脱发、带下少、二便调；舌绛暗、苔白干、脉沉细。

【中医证候】肾虚肝郁血热。

【治法】补肾养肝，敛阳清热。

【处方】女贞子 15g，北沙参 15g，续断 15g，玉竹 15g，石斛 10g，丹参 15g，泽兰 10g，桃仁 10g，月季花 6g，合欢皮 10g，荷叶 10g，金银花 12g，绿萼梅 6g，生甘草 5g。40 剂。

【方解】

君药：女贞子。

臣药：北沙参、续断、石斛、玉竹。

佐药：丹参、泽兰、桃仁、月季花、荷叶、金银花、合欢皮、绿萼梅。

使药：生甘草。

施"补"法。以女贞子滋补肝肾；北沙参补肺启肾，养肺阴滋肾水；续断补益肝肾；石斛、玉竹滋阴清热、益胃生津。现可见舌绛暗，提示瘀滞之征。施"化"法。丹参活血祛瘀，其性微寒而缓，祛瘀生新而不伤正；泽兰活血调经，其性辛散苦泄温通，行而不峻；月季花活血调经而舒肝解郁，其性质轻升散，独入肝经；桃仁泄血滞祛瘀，入心、肝经血分。施"舒"法。合欢皮解郁安神兼能活血祛瘀，亦入心、肝经血分；绿萼梅舒肝解郁。施"清"法。以荷叶、金银花清热化浊；生甘草调和诸药兼清解血热。首诊"补""化""舒""清"诸法共用，用药"静"中求"动"，张弛有度，补益而不过于壅滞同时不忘顾护胃阴；化瘀而不至于破血；解郁而兼顾活血；清热而不过于寒凉。

二诊：2013 年 12 月 7 日。

末次月经 2013 年 10 月 6 日，经期 7 天，经量中。舌暗红，脉细滑。

处方：太子参 12g，百合 10g，枸杞子 15g，女贞子 15g，泽兰 10g，茜草 12g，玉竹 10g，槐花 6g，生麦芽 12g，月季花 6g，路路通 10g，荷叶 10g。20 剂。

首诊药后月经来潮；舌象由绛暗转为暗红，脉见滑象，提示阴血有所恢复。二诊继续施"补""化""舒""清"诸法。女贞子、百合、枸杞子、玉竹补肝肾、养阴血；泽兰、茜草化瘀活血；月季花、路路通舒肝理气、活血调经；荷叶、槐花、生麦芽清热化浊。"补"法加健脾益气之法，药用太子参加强脾之运化，增强气血之化生以充血海。

三诊：2014 年 1 月 25 日。

末前次月经 2013 年 12 月 15 日，末次月经 2014 年 1 月 8 日，经前基础体温均呈不典型双相，经期 4 ～ 5 天，经量中。舌嫩红，脉细滑。

2013 年 12 月 17 日激素水平检查：FSH 23.15IU/L；LH 8.33IU/L；E_2 358.93pmol/L。2013 年 12 月 24 日 B 超检查：子宫三径 4.6cm×3.5cm×4.3cm，子宫内膜厚度 1.1cm；右卵巢大小正常，左卵巢内可见直径 2.0cm 优势卵泡。

处方：北沙参 15g，金银花 12g，丹参 10g，荷叶 10g，夏枯草 12g，桃仁 10g，地骨皮 10g，钩藤 10g，白芍 10g，熟地黄 10g，泽泻 10g。20 剂。

二诊药后月经恢复 24 天一行，经量中，经前基础体温呈不典型双相；激素水平改善；月经第 10 天 B 超检查有优势卵泡，子宫内膜厚度正常。沿守前法，养阴、清热、化瘀。三诊见舌嫩，提示兼夹湿证。闭经兼夹湿证伴见嫩舌，柴嵩岩喜用泽泻祛湿，以其甘寒、淡渗之性益诸药下行。

案 4　肝肾郁热，肾虚血亏

唐某，女，32 岁，已婚。首诊日期：2005 年 4 月 1 日。

【主诉】闭经 2 年余。

【现病史】13 岁月经初潮，既往周期规律，30 天一行，经期 7 天，经量中。末次自然月经 2002 年 10 月。2 年前因学习紧张一度精神抑郁，之后闭经至今。2002 年 10 月～2004 年 5 月曾用黄体酮治疗，初起有撤退性出血，3 个月后无撤退性出血。2004 年 5 月～2005 年 3 月间断服用氯米芬加己烯雌酚、黄体酮或克龄蒙、倍美力等药治疗，间或有月经来潮，末次月经 2005 年 3 月 31 日（人工周期后）。2004 年曾有潮热、汗出症状。现带下量中，性欲淡，烦躁，眠欠安，大便正常。舌绛红，苔黄薄，脉细滑。

【孕产史】1996～1998 年行人工流产 3 次，1998～2001 年行药物流产 2 次。

【检查】2004 年 11 月 7 日激素水平检查：FSH 70.00IU/L；LH 22.00IU/L；E_2 < 73.40pmol/L；PRL 156.88mIU/L。

【西医诊断】卵巢早衰。

【中医诊断】闭经。

【病证分析】患者闭经与既往精神抑郁史相伴见。长期精神抑郁，肝气不舒，日久成郁，肝郁生内热，热邪灼伤阴血，阴血不足，血海空虚；多次流产，加重阴血耗伤，无血以下而见月经闭止；阴虚阳亢，故见烦躁、易怒诸症；肝肾同源，肾阴不足，阴虚火旺，故见潮热、汗出诸症；肾阴不足，水火不能既济，心火偏旺，心神不安，则见心慌、眠欠安诸症。舌绛红、苔黄薄、脉细滑，为阴虚火旺之象。首诊辨证肝经郁热，肾虚血亏。

【辨证要素】精神抑郁史；人工流产、药物流产史；闭经；潮热、汗出；舌绛红，苔黄薄，脉细滑。

【中医证候】肝经郁热，肾虚血亏。

【治法】舒肝补肾，清热养血。

【处方】女贞子 20g，北沙参 30g，桑寄生 10g，杜仲 10g，泽兰 10g，益母草 10g，竹叶 10g，金银花 5g，生甘草 5g，绿萼梅 10g，丹参 12g，苏木 10g。20 剂。

【方解】

君药：女贞子。

臣药：北沙参、寄生、杜仲。

佐、使药：泽兰、益母草、竹叶、金银花、生甘草、绿萼梅、丹参、苏木。

首诊以"补"法为重。重用女贞子 20g 为君，滋补肝肾；以北沙参、桑寄生、杜仲为臣，助君药补肾养阴。兼施"化""舒""清"诸法，舒肝、清热、活血达调经之效。佐泽兰、益母草、丹参、苏木活血调经；佐绿萼梅舒肝解郁；佐金银花、生甘草清血海伏热，竹叶清热除烦。

二诊：2005 年 4 月 19 日。

基础体温呈单相。带下量增多，二便调。舌苔白腻，脉沉滑。

处方：柴胡 5g，女贞子 12g，川续断 20g，川芎 5g，月季花 6g，枳壳 10g，荷叶 10g，生甘草 5g，金银花 10g，车前子 10g，蛇床子 5g，菟丝子 20g，桃仁 10g，寄生 20g。30 剂。

首诊药后带下量较前增多并脉见滑象，提示肾精血海亏虚略有改善。二诊乘阴血渐充之势，施"促"法，以蛇床子、续断、菟丝子兴奋肾阳。施"化"法，药用月季花、桃仁、川芎活血化瘀，疏通冲任气血。施"清"法，沿用首诊方之金银花、生甘草续清血海伏热。二诊见舌苔白腻，系湿邪凝聚之象，加施"利"法，药用车前子、荷叶清热利湿。

三诊：2005 年 5 月 24 日。

末次月经 2005 年 5 月 22 日，经前基础体温呈不典型双相，经量中，经色暗红。近日性欲低下症状改善。舌苔黄白，脉沉细。

处方：菊花 12g，莲子心 3g，丹参 10g，泽兰 10g，阿胶珠 12g，白芍 10g，当归 10g，女贞子 20g，肉苁蓉 3g，川芎 5g，玫瑰花 5g，生甘草 5g。30 剂。

治疗 2 个月，患者于 2005 年 5 月 22 日月经来潮，经前基础体温呈不典型双相。带下量增多，性欲较治疗前改善。三诊及以后数诊治疗，延续"补""化""舒""清"诸法，补肝肾、益阴血，舒肝清热、活血调经，固疗效。

案 5　脾肾不足，湿浊壅滞

程某，女，28 岁，已婚。首诊日期：2013 年 7 月 27 日。

【主诉】闭经 9 个月。

【现病史】13 岁月经初潮，周期规律，30 天一行，经期 7 天，经量中。2012 年 1 月月经错后渐至闭经，末次月经 2012 年 11 月。现纳可，眠欠安，潮热汗出，体胖，性生活可维持，大便稀。舌肥淡，苔白，脉细滑。

【孕产史】结婚 5 年，2010 年 5 月顺产 1 次，2012 年 1 月人工流产 1 次。

【检查】2003 年 5 月 20 日激素水平检查：FSH 92.94IU/L；LH 29.13IU/L；E_2<73.40pmol/L。2013 年 5 月 20 日 B 超检查：子宫三径 4.6cm×3.8cm×3.3cm，子宫内膜厚度 0.4cm；左卵巢 3.2cm×1.6cm，右卵巢 2.9cm×1.8cm。

【西医诊断】卵巢早衰。

【中医诊断】闭经。

【病证分析】人工流产刮宫术损伤肾气，肾虚冲任不足，故见月经失调、闭经；素禀脾气虚，脾虚运化不利，气血化源不足，冲脉血海亏虚；水湿停滞阻滞胞宫胞脉，经血不畅均可致闭经；肾阴不足，故见潮热汗出；心肾不交，故见眠欠安；脾虚水湿停滞，故见体胖、大便稀、舌肥淡、苔白；脉细滑亦为脾肾不足之征。

【辨证要素】人工流产刮宫术；月经错后、闭经；体胖、潮热汗出、眠欠安、大便稀；舌肥淡，苔白，脉细滑。

【中医证候】脾肾不足，湿浊壅滞。

【治法】健脾补肾，化浊通经。

【处方】太子参 12g，菟丝子 15g，茯苓 10g，蛇床子 3g，薏苡仁 15g，砂仁 3g，浙贝母 10g，荷叶 10g，百合 12g，月季花 6g，茜草 12g，茵陈 12g，路路通 10g，香附 10g，鸡内金 6g，川芎 5g。20 剂。

【方解】

君药：太子参、菟丝子。

臣药：茯苓、蛇床子。

佐药：百合、薏苡仁、砂仁、浙贝母、荷叶、月季花、茜草、茵陈、路路通、香附、鸡内金。

使药：川芎。

首诊辨证脾肾不足，施"补"法健脾补肾。以柴嵩岩温补脾肾之经验药对太子参、菟丝子为君。太子参味甘、微苦、性平，清补之品，健脾益气，补而无过于温燥之性；菟丝子甘、平，平补肝肾不温不燥；茯苓助太子参健脾益气，又可渗湿、宁心；蛇床子助菟丝子温肾助阳。既有湿浊壅滞之证，施"利"法，祛湿浊之"外衣"。以薏苡仁、砂仁、荷叶、茵陈、浙贝母、鸡内金众药利湿化浊。兼施"清""舒""化"诸法。百合清心安神；路路通舒肝活络；香附理气；月季花、茜草、川芎、路路通活血通经。

二诊：2013 年 10 月 12 日。

末次月经 2013 年 9 月 10 日，经期 4 天，经量少，经前基础体温呈单相。现基础体温单相。带下量少。舌肥淡红，脉细滑。

处方：太子参 12g，川续断 15g，泽兰 10g，茵陈 12g，桂枝 2g，荷叶 10g，炒白芍 10g，桂圆肉 12g，当归 10g，荔枝核 10g，乌药 6g，蛇床子

3g，杜仲 10g。20 剂。

服药 1 个月，其间有月经恢复，虽基础体温呈单相提示未排卵，血海亏虚仍有一定程度恢复。二诊继续施"补"法，仍以太子参、蛇床子健脾温肾同时，加用续断、杜仲，加强温补肝肾之力；加白芍、桂圆肉、当归养阴血。首诊之舌苔白、大便稀症状改善，湿浊化解。二诊仍施"利"法，但减轻化湿之力度，仅以茵陈、荷叶利湿化浊；加桂枝、荔枝核、乌药温通血脉。减轻"化"法力度，仅以泽兰一味，以其辛散苦泄温通之性，活血调经，行而不峻。

三诊：2014 年 1 月 4 日。

末次月经 2013 年 12 月 14 日，经前基础体温呈不典型双相，经期 6 天，经量中。带下增多。舌肥，脉细滑。

2013 年 11 月 3 日激素水平检查：FSH 19.52IU/L；LH 14.29IU/L；E_2 187.50pmol/L。2013 年 11 月 23 日 B 超检查：子宫三径 5.7cm×4.7cm×3.4cm，子宫内膜厚度 0.5cm；左卵巢 3.5cm×1.5cm，右卵巢 3.4cm×1.4cm。

处方：太子参 12g，川芎 5g，当归 10g，茯苓 10g，白术 10g，车前子 10g，月季花 6g，苏木 10g，肉桂 3g，茜草 12g，薏苡仁 15g，蛇床子 3g，菟丝子 20g。20 剂。

再有月经来潮，排卵恢复，经量中；带下量亦增多；血清 FSH、E_2 改善。三诊延续健脾补肾、活血利湿通经之法治疗。药用太子参、茯苓、白术健脾；菟丝子、蛇床子、肉桂温肾；车前子、薏苡仁利湿；当归、川芎、月季花、茜草、苏木活血。

四诊：2014 年 4 月 12 日。

药后近 3 个月月经恢复 1 个月左右一行，末次月经 2014 年 2 月 17 日，经前基础体温呈单相波动。末前次月经 2014 年 1 月 17 日。现基础体温呈上升趋势。舌肥暗红，脉细滑。

处方：北沙参 15g，浙贝母 10g，石斛 10g，当归 10g，荷叶 10g，砂仁 3g，茯苓 10g，郁金 6g，茵陈 12g，冬瓜皮 20g，玉竹 10g，槐花 6g，猪苓 6g。20 剂。

四诊时舌象暗红，提示热象之征。经一段时期健脾温肾治疗，温燥之品伤阴变生内热。四诊"补"法暂停健脾温肾，专以养阴清热，药用北沙参、石斛、玉竹。仍施"利"法、"化"法，药用浙贝母、荷叶、砂仁、茯苓、茵陈、冬瓜皮、猪苓利湿化浊；当归、郁金活血通经。

五诊：2014 年 6 月 21 日。

末次月经 2014 年 6 月 21 日，经前基础体温呈不典型双相。末前次月经 2014 年 2 月 17 日。舌肥淡，苔白，脉细滑。

处方：首乌藤 15g，川芎 5g，桃仁 10g，茯苓 10g，桂枝 2g，茵陈 12g，白术 10g，月季花 6g，砂仁 3g，大腹皮 10g，郁金 6g，枸杞子 15g，川续断 15g，浙贝母 10g，泽泻 10g，当归 10g。20 剂。

五诊时已无热象。施"补"法，药用枸杞子滋补肝肾；当归养血；首乌藤养血安神；白术健脾益气；以续断一味温补肝肾。仍见舌苔白，施"利"法，药用茯苓、茵陈、砂仁、泽泻、大腹皮利湿化浊；浙贝母燥湿化痰清热。施"化"法，药用川芎、桃仁、月季花、郁金活血调经；药用桂枝温通血脉之凝滞。

六诊：2014 年 8 月 23 日。

末次月经 2014 年 7 月 24 日，经前基础体温呈不典型双相，经期 2 天，经量少。末前次月经 2014 年 6 月 21 日。诉近日心慌。2014 年 7 月 16 日检查：P 36.47nmol/L。舌肥淡，脉细滑。

处方：阿胶珠 12g，太子参 10g，当归 10g，白术 10g，陈皮 6g，茯苓 10g，泽泻 10g，何首乌 10g，女贞子 15g，桂圆肉 12g，月季花 6g，蛇床子 3g，菟丝子 15g。20 剂。

五诊药后舌苔白改善；月经恢复一月一行，经前基础体温呈不典型双相，排卵恢复。六诊施"补"法，药用女贞子、何首乌、当归、桂圆肉众药养阴血；药用太子参、白术健脾。施"促"法，药用蛇床子温肾助阳。继续施"利"法，药用陈皮、茯苓、泽泻利湿。继续施"化"法，药用月季花活血。

七诊：2014 年 10 月 25 日。

末次月经 2014 年 9 月 24 日，经前基础体温呈不典型双相。现基础体温呈上升趋势。近日下腹坠痛。舌肥淡，苔白，脉沉细无力。

处方：冬瓜皮 30g，泽兰 10g，砂仁 3g，大腹皮 10g，丹参 10g，茜草 12g，红花 5g，月季花 6g，茯苓 10g，薏苡仁 15g，白术 10g，桂枝 2g，泽泻 10g，菟丝子 15g。20 剂。

七诊时又见舌苔白，仍为湿浊之象。素体脾虚，运化不利，久服滋养阴血之品，再生湿浊。七诊行健脾温肾治法同时，药用冬瓜皮、砂仁、大腹皮、茯苓、薏苡仁、白术、泽泻利湿化浊。

八诊：2014 年 12 月 20 日。

末次月经 2014 年 9 月 23 日。2014 年 12 月 8 日 B 超检查证实早孕。舌肥淡，脉沉滑。

处方：覆盆子 15g，茯苓皮 10g，北沙参 15g，百合 12g，菟丝子 15g，荷叶 10g，陈皮 6g，竹茹 6g，苎麻根 10g，枸杞子 15g，椿皮 5g。14 剂。

患者经治妊娠，八诊治法补肾固冲安胎。

案 6　脾肾不足，胞脉阻滞

覃某，女，28 岁，已婚。首诊日期：2010 年 10 月 23 日。

【主诉】闭经 2 年。

【现病史】15 岁月经初潮，既往月经规律，周期 30 天一行，经期 6～7 天，经量中、色暗。2 年前行输卵管通液检查术提示双侧输卵管不通，通液后闭经。近半年服黄体酮治疗无撤退性出血，改服补佳乐联合黄体酮后有阴道出血。现闭经 2 年，阴道干涩，眠欠安。平素喜食甜食。舌肥淡暗，苔白，脉细滑。

【孕产史】结婚 3 年，未避孕未孕。

【检查】2010 年 4 月激素水平检查：FSH 81.60IU/L；LH 35.20IU/L；E_2 < 73.40pmol/L。2010 年 4 月 B 超检查：子宫三径 4.8cm×3.3cm×3.7cm，子宫内膜厚度 0.5cm，C 型；左卵巢 1.3cm×1.0cm，右卵巢 1.7cm×0.8cm。

【西医诊断】卵巢早衰、不孕症。

【中医诊断】闭经、不孕症。

【病证分析】患者于 2 年前行输卵管通液术后闭经至今。手术过程不详，考虑或因输卵管不通，液体张力过大溢入系膜进入卵巢，致卵巢功能突然衰退。对应中医理论，应为邪入胞脉，阻滞任脉，血海亏虚，致经水早绝。肾精不足，阴窍失润，故见阴道干涩；气血乏源，心神失养，故见夜寐欠安；舌肥淡暗，脉细滑为脾肾不足之象；素喜甜食，有碍脾气的运化，久致脾虚湿困，水湿停滞，故见舌苔白。

【辨证要素】输卵管通液术；闭经；阴道干涩、眠欠安、素喜甜食；舌肥淡暗、苔白；脉细滑。

【中医证候】脾肾不足，胞脉阻滞。

【治法】补肾除湿，活血通络。

【处方】菟丝子 20g，桂圆肉 15g，熟地黄 10g，当归 10g，桑寄生 15g，蛇床子 3g，首乌藤 15g，丝瓜络 15g，薏苡仁 20g，茜草 12g，桃仁 10g，路路通 10g，月季花 6g，百合 12g，川芎 5g，生甘草 5g。20 剂。

【方解】

君药：菟丝子、桂圆肉。

臣药：熟地黄、当归、桑寄生、蛇床子。

佐药：首乌藤、丝瓜络、薏苡仁、茜草、桃仁、月季花、百合、路路通。

使药：川芎、生甘草。

辨证脾肾不足，治法以健脾补肾之"补"法为要。首诊以菟丝子补肾健脾，桂圆肉健脾养血，两药为君。熟地黄、当归助君药养阴血，桑寄生、蛇床子助君药补肾，诸药为臣。兼施"化"法，活血通络。丝瓜络、路路通通络活血；首乌藤通络安神；茜草、桃仁、月季花活血化瘀。兼施"利"法、"清"法。百合清心安神；薏苡仁健脾利湿，诸药为佐。使以川芎活血并引诸药下入血海；使以生甘草调和诸药。

二诊：2010 年 11 月 20 日。

现基础体温呈单相。带下量少，二便调。舌暗红，苔白厚，脉细滑。

处方：当归 10g，茜草 12g，茵陈 12g，炒槐花 5g，月季花 6g，大腹皮 10g，合欢皮 10g，佩兰 3g，白扁豆 10g，丹参 10g，桃仁 10g，车前子 10g，浮小麦 15g，冬瓜皮 15g，泽兰 10g，杜仲炭 10g。20 剂。

二诊时见舌苔白加重，考虑首诊方熟地黄、桂圆肉等补养气血之品滋腻助湿浊内生。二诊调整治法，以施"利"法为要，重在祛湿之"外衣"而兼顾"补"法温补肝肾，仍施"化"法活血通络。仅以杜仲一味补益肝肾；以茵陈、炒槐花、大腹皮、佩兰、白扁豆、车前子、冬瓜皮众药利湿化浊；药用当归、茜草、丹参、桃仁、泽兰活血。

三诊：2010 年 12 月 25 日。

基础体温呈单相上升趋势。眠少。舌绛红，脉细弦滑数。

处方：北柴胡 5g，墨旱莲 15g，续断 15g，川芎 5g，枳壳 10g，阿胶珠 12g，金银花 12g，桃仁 10g，月季花 6g，生甘草 5g，合欢皮 10g，泽兰 10g，远志 5g，百合 12g，冬瓜皮 15g，丹参 10g。40 剂。

舌苔白厚改善。现舌绛红，为阴虚内热之象。三诊治法以养阴清热为要。施"补"法，药用墨旱莲、阿胶珠、百合养阴血；仍以续断一味温补肝肾。施"清"法，药用柴胡、金银花、生甘草舒肝郁清解内热。结合近日眠欠佳之症，兼施"舒"法，药用远志、合欢皮安神养心；枳壳理气。延续"化"法、"利"法，药用川芎、丹参、桃仁、月季花活血调经；药用泽兰、冬瓜皮利湿化浊。三诊"补""清""舒""化""利"诸法共用，兼顾多效。

四诊：2011 年 2 月 19 日。

现基础体温呈单相。带下量增多。近日感冒。舌淡红，脉沉滑。

处方：车前子 10g，路路通 10g，丹参 10g，红花 5g，月季花 6g，夏枯草 12g，合欢皮 10g，苏木 10g，女贞子 15g，瞿麦 6g，桃仁 10g，枳壳 10g，生麦芽 12g，杜仲炭 10g。30 剂。

舌绛红改善，带下量增多，提示阴虚内热、肾精不足之证改善。四诊治法以"化"法、"利"法为要，加大活血、通利之力，兼顾"补"法。药用丹参、红花、苏木、桃仁活血；车前子、路路通、瞿麦、枳壳通利；仅以女贞子、杜仲补益肝肾。

五诊：2011 年 4 月 2 日。

现基础体温呈单相。带下量少，面色晦暗，二便调。舌苔黄厚，脉细弦。

处方：车前子 10g，北柴胡 5g，丹参 10g，茜草 12g，丝瓜络 15g，合欢皮 10g，月季花 6g，金银花 12g，路路通 10g，百合 12g，桃仁 10g，瞿麦 6g，炒槐花 6g，枳壳 10g，莱菔子 15g，白扁豆 10g，泽兰 10g。40 剂。

五诊时见面色晦暗，脉细弦，为气滞血瘀之征。五诊施"化"法、"利"法、"清"法为要。仍以丹参、桃仁、茜草、泽兰、月季花活血化瘀；车前子、丝瓜络、路路通、瞿麦、枳壳理气通利。苔黄厚，提示再有湿热，不宜再施"补"法补益。施"利"法、"清"法，加用柴胡、金银花、槐花、莱菔子、白扁豆清热化湿。

六诊：2011 年 5 月 28 日。

现基础体温呈单相。舌淡，苔薄黄，脉沉细。

2011 年 5 月 13 日激素水平检查：FSH 60.84IU/L；LH 37.62IU/L；E_2 157.81pmol/L。

处方：北沙参 15g，桃仁 10g，瞿麦 6g，茵陈 12g，生麦芽 12g，合欢皮 10g，川芎 5g，丹参 15g，茜草 12g，熟地黄 10g，女贞子 15g，大腹皮 10g，槐花 6g，月季花 6g，金银花 12g，生甘草 6g。40 剂。

至六诊已治疗半年余。复查血清 FSH 、E_2 较治疗前改善。五诊药后舌苔黄厚亦改善，但舌苔仍呈薄黄之象。六诊仍需施"利"法、"清"法，药用茵陈、生麦芽、大腹皮、槐花、金银花、生甘草清热化湿；在此基础上施"补"法，药用北沙参补肺启肾，熟地黄、女贞子滋补肝肾。

七诊：2011 年 7 月 16 日。

基础体温呈单相。近 20 天带下量增多。舌苔白干，脉细滑。

处方：冬瓜皮 20g，生麦芽 12g，荷叶 10g，玉竹 10g，丹参 10g，月季花 6g，夏枯草 12g，霍石斛 10g，百合 12g，连翘 10g，莲子心 3g，绿萼梅 6g，泽兰 10g，菟丝子 20g。30 剂。

六诊药后带下量增多。七诊治法仍以清热化湿为要。

八诊：2011 年 10 月 15 日。

现基础体温呈单相。带下量少。舌肥淡暗，有齿痕，苔腻，脉细滑。

2011 年 10 月 12 日激素水平检查：FSH 75.03IU/L；LH 32.05IU/L；E_2 157.81pmol/L。B 超检查：子宫三径 3.7cm×3.8cm×2.7cm，子宫内膜厚度 0.3cm；左卵巢 2.1cm×1.5cm，右卵巢 1.8cm×1.2cm。

处方：当归 10g，熟地黄 10g，车前子 10g，丹参 10g，阿胶珠 12g，月季花 6g，杜仲炭 10g，女贞子 15g，百合 10g，郁金 6g，合欢皮 6g，菟丝子 20g，川芎 5g，生麦芽 12g，炒槐花 6g，茜草 12g，香附 10g。40 剂。

八诊前复查血清 FSH 水平又有反复。八诊治法再以"补"法为重，药用当归、熟地黄、阿胶珠、女贞子、百合养阴血；辅以菟丝子、杜仲补益肝肾；沿续"利"法，药用车前子、生麦芽、炒槐花清热利湿。施"化"法、"舒"法，药用丹参、郁金、月季花、茜草、川芎、香附活血理气。

九诊：2011 年 12 月 31 日。

现基础体温呈单相。带下无。舌苔黄干，脉细滑。

处方：枸杞子 15g，续断 15g，枳壳 10g，阿胶 12g，霍石斛 10g，茜草 12g，月季花 6g，苏木 10g，桃仁 10g，莲子心 3g，红花 5g，生甘草 5g，菟丝子 15g。40 剂。

十诊：2012 年 2 月 5 日。

基础体温呈单相，体温偏高。带下无。舌淡暗，有齿痕，苔黄，脉沉细滑无力。

处方：阿胶珠 12g，荷叶 10g，生麦芽 12g，丝瓜络 15g，荷梗 10g，茵陈 12g，浮小麦 15g，百合 10g，泽兰 10g，月季花 6g，茜草 12g，桃仁 10g，陈皮 6g，土茯苓 15g，刘寄奴 15g，杜仲炭 10g，菟丝子 15g，车前子 10g。40 剂。

八诊、九诊治法滋养阴血、补益肝肾，期间带下量增多。至十诊时再无带下，提示兼夹湿阻脉络、任脉不通病机。治法仍应以清热、化湿、通络为主。药用荷叶、生麦芽、茵陈、车前子清热利湿；丝瓜络、荷梗、泽兰、月季花、茜草、桃仁、刘寄奴活血通络。

十一诊：2012 年 4 月 21 日。

现基础体温呈单相。带下量增多，二便调。舌质淡，脉细滑。

2012 年 4 月 13 日激素水平检查：FSH 56.22IU/L；LH 32.82IU/L；E_2 7.34pmol/L。B 超检查：子宫三径 3.2cm×3.0cm×2.6cm，子宫内膜线状；左卵巢 1.7cm×0.9cm，右卵巢 1.8cm×0.6cm。

处方：制首乌 10g，茜草 12g，丹参 10g，当归 10g，月季花 6g，绿萼梅 6g，夏枯草 12g，桃仁 10g，百合 12g，女贞子 15g，菟丝子 15g，川芎

5g，茯苓 10g，益母草 10g。14 剂。

十诊药后舌苔黄改善，带下量增多，血清 FSH 水平再度改善。

十二诊： 2012 年 5 月 19 日。

基础体温呈单相，体温偏高。带下量增多。舌淡有齿痕，脉滑。

处方：冬瓜皮 15g，薏苡仁 15g，茯苓 10g，川芎 5g，当归 10g，月季花 6g，桃仁 10g，泽兰 10g，乌药 6g，夏枯草 12g，淫羊藿 5g，熟地黄 10g，车前子 10g，泽泻 10g，荔枝核 10g，蛇床子 3g。30 剂。

十二诊时带下量增多、脉滑，提示冲任血海有所恢复。十二诊适时施"促"法，药用淫羊藿、乌药、蛇床子、荔枝核温通任脉。

十三诊： 2012 年 6 月 23 日。

基础体温呈单相，体温偏高。近 3 日带下量增多明显。舌苔白，脉细滑。

处方：夏枯草 12g，桔梗 10g，枳壳 10g，茵陈 12g，荷叶 10g，菟丝子 15g，远志 5g，茯苓 10g，黄芩 10g，生麦芽 12g，大腹皮 10g，枳壳 10g，郁金 6g，青蒿 6g。30 剂。

十三诊治法仍以清热利湿为要。

十四诊： 2012 年 8 月 4 日。

基础体温呈单相波动。舌肥淡，齿痕，脉细滑。

近日复查 B 超：子宫三径 3.9cm×3.9cm×1.7cm，子宫内膜厚度 0.1cm。

处方：菟丝子 15g，桂圆肉 10g，茯苓 10g，白术 10g，香附 10g，薏苡仁 15g，月季花 6g，太子参 12g，枸杞子 12g，杜仲炭 10g，荔枝核 10g，桃仁 10g，郁金 6g，女贞子 15g，车前子 10g，川芎 5g。20 剂。

近日 B 超检查提示子宫较前略有增大。舌苔白改善，湿有所化，热邪已清。十四诊治法再以"补"法为要。药用太子参、茯苓、白术健脾益气，补后天之本以化生气血；药用桂圆肉、枸杞子、女贞子滋养阴血；药用菟丝子、杜仲补益肝肾。沿续"利"法，佐薏苡仁、车前子利湿。沿续"化"法、"舒"法，佐香附、月季花、荔枝核、桃仁、郁金、川芎理气活血通络。

十五诊：2012 年 9 月 1 日。

基础体温呈单相，体温偏高。带下量少。舌淡暗，苔白厚，脉细滑。

处方：北柴胡 5g，枳壳 10g，荷叶 10g，茵陈 12g，月季花 6g，绿萼梅 6g，玫瑰花 6g，生甘草 5g，桃仁 10g，续断 15g，泽泻 10g，丹参 10g，芦根 15g，女贞子 15g，川楝子 6g。20 剂。

十五诊时又可见舌苔白厚、舌淡暗，提示兼夹湿邪瘀阻之证。十五诊治法再转以清热利湿、理气活血为要。

十六诊：2012 年 10 月 20 日。

末次月经 2012 年 10 月 13 日，经前基础体温呈单相，体温偏高，经期 8 天。舌肥淡，脉细滑数。

2012 年 10 月 12 日 B 超检查：子宫内膜厚度 0.3cm。

处方：枸杞子 15g，太子参 12g，莱菔子 12g，枳壳 10g，白扁豆 10g，熟地黄 10g，桃仁 10g，月季花 6g，陈皮 6g，青蒿 6g，莲子心 3g，菟丝子 15g，茯苓 10g，夏枯草 12g，延胡索 10g。20 剂。

十七诊：2012 年 12 月 8 日。

末次月经 2012 年 10 月 13 日，基础呈单相，体温偏高。带下量少，性欲改善。舌暗，苔黄薄，脉细滑。

处方：当归 10g，钩藤 10g，泽兰 10g，夏枯草 12g，月季花 6g，炒槐花 6g，桃仁 10g，月季花 6g，白扁豆 10g，金银花 6g，生甘草 5g，大腹皮 10g，女贞子 15g，绿萼梅 6g，车前子 10g。20 剂。

现舌暗、舌苔黄薄，提示兼夹湿热瘀阻之证，且热象明显。十七诊治法清热化湿，活血通络。药用金银花、生甘草、夏枯草、槐花清热；当归、泽兰、月季花、桃仁活血；大腹皮、白扁豆化湿。

十八诊：2013 年 3 月 9 日。

末次月经 2013 年 3 月 1 日，经量少。现基础体温有上升。近日带下有，面色晦暗。舌淡，脉细弦滑。

2013 年 3 月 4 日激素水平检查：FSH 47.59IU/L；LH 20.85IU/L；E_2 225.48pmol/L。

处方：太子参 12g，阿胶珠 12g，砂仁 3g，续断 15g，冬瓜皮 20g，泽兰 10g，菟丝子 20g，桃仁 10g，炒槐花 6g，月季花 6g，苏木 10g，蛇床子 3g，地骨皮 10g，肉桂 2g。20 剂。

十七诊药后再次月经来潮，血清 FSH 水平下降，提示卵巢功能有所恢复，亦已无热象、湿象。脉见滑象，十八诊施"补"法，药用太子参、阿胶珠补气养血基础上，施"促"法，药用续断、菟丝子、蛇床子、肉桂加大温肾通脉之力。同时施"化"法，佐泽兰、桃仁、月季花、苏木活血调经，以期恢复排卵。

十九诊：2013 年 4 月 13 日。

末次月经 2013 年 4 月 5 日，经前基础体温呈双相。末前次月经 2013 年 3 月 1 日，经量少。舌嫩红，脉弦滑。

2013 年 4 月 12 日 B 超检查：子宫三径 4.3cm×3.6cm×3.2cm，子宫内膜厚度 0.6cm，双附件未见明显异常。

处方：太子参 12g，阿胶珠 12g，丹皮 10g，黄芩 10g，青蒿 6g，菟丝子 15g，茯苓 10g，女贞子 15g，生甘草 5g，陈皮 6g，荷叶 10g，百合 12g。20 剂。

十八诊药后恢复排卵性月经。复查 B 超，子宫增大、内膜增厚。

二十诊：2013 年 6 月 15 日。

末次月经 2013 年 4 月 5 日。近日基础体温呈不典型双相。舌嫩红，脉细滑。

处方：首乌藤 15g，合欢皮 10g，生麦芽 12g，茵陈 12g，桃仁 10g，茜草 12g，女贞子 15g，郁金 6g，钩藤 15g，青蒿 6g，丹参 10g，大腹皮 10g，炒槐花 6g，熟地黄 10g，金银花 12g，百合 12g。20 剂。

二十一诊：2013 年 8 月 31 日。

末次月经 2013 年 6 月 15 日，经量中，经期 8 天，经前基础体温呈不典型双相。舌淡，脉弦滑。

处方：旋覆花 10g，大腹皮 10g，浙贝母 10g，炒槐花 6g，金银花 12g，郁金 6g，月季花 6g，百合 12g，泽兰 10g，茵陈 12g，冬瓜皮 30g，合欢皮 10g，桑寄生 15g，丹参 10g。20 剂。

二十二诊：2013 年 12 月 14 日。

末次月经 2013 年 11 月 14 日，经期 9 天，经量中，经前基础体温呈不典型双相。末前次月经 2013 年 9 月 28 日。舌淡，脉细滑。

处方：柴胡 3g，白术 10g，茯苓 10g，月季花 6g，大腹皮 10g，桃仁 10g，菟丝子 15g，山药 10g，夏枯草 10g，合欢皮 10g，川芎 5g，郁金 6g，蛇床子 3g，车前子 10g，当归 10g。20 剂。

二十三诊：2014 年 5 月 31 日。

末次月经 2014 年 5 月 31 日，经前基础体温呈不典型双相。末前次月经 2014 年 5 月 2 日，经量中。舌肥暗，面色晦暗，脉细滑。

2014 年 5 月 4 日激素水平检查：FSH 33.90IU/L；LH 9.00IU/L；E_2 285.00pmol/L。

处方：冬瓜皮 15g，砂仁 3g，丹参 10g，枳壳 10g，生麦芽 12g，佩兰 3g，陈皮 6g，女贞子 15g，香附 10g，木香 3g，丹参 10g，金银花 12g，夏枯草 12g，浙贝母 10g，莱菔子 12g，川芎 5g。20 剂。

二十四诊：2014 年 8 月 9 日。

月经恢复一月左右一行，经前基础体温呈不典型双相。末次月经 2014 年 8 月 5 日，经量中，经期 5 天。末前次月经 2014 年 6 月 28 日，经期 7 天。眠可，二便调。舌肥淡，脉细滑。

处方：阿胶 12g，薏苡仁 15g，生麦芽 12g，砂仁 3g，丹参 10g，郁金 6g，茯苓 10g，茵陈 12g，浙贝母 10g，夏枯草 12g，杜仲 10g，菟丝子 15g，山药 15g，月季花 6g。20 剂。

二十五诊：2014 年 10 月 4 日。

末次月经 2014 年 9 月 14 日，经前基础体温呈不典型双相，经量中。末前次月经 2014 年 8 月 5 日。舌嫩暗，脉细滑。

处方：北沙参 10g，太子参 12g，金银花 12g，丹参 10g，泽兰 10g，茵陈 12g，丝瓜络 15g，芦根 12g，黄芩 6g，枳壳 10g，竹茹 6g，石斛 10g，菟丝子 15g，月季花 6g。20 剂。

以后数诊，沿续补气、养血、清热、利湿、活血调经治法治疗。患者月经恢复一月左右一行，经前基础体温呈双相，排卵恢复，血清 FSH 水平降至 40.00IU/L 以下。

案 7 肾虚肝郁，兼有湿热

罗某，女，30 岁，已婚。首诊日期：2013 年 10 月 19 日。

【主诉】闭经 9 个月，近 4 年未避孕未孕。

【现病史】16 岁月经初潮，既往月经周期规律，28 天一行，经期 7 天，经量中，痛经。2011 年体外受精取卵后月经提前，20 天一行，经期 7 天，经量减少。2013 年 3 月停经 2 个月后，分别予氯米芬 2 个周期、氯米芬联合 HMG 2 个周期促排卵治疗，均未果。末次自然月经 2013 年 1 月。现闭经 9 月，潮热，皮肤干，带下量少，二便调。舌绛，苔黄厚腻，脉沉细滑。

【孕产史】18 岁开始有性生活，怀孕 7 次均未育，5 次药物流产，2 次人工流产，末次药流 2008 年 5 月。近 4 年未避孕未孕。

【检查】2013 年 7 月 11 日激素水平检查：FSH 95.28IU/L；LH 39.79IU/L；E_2 77.07pmol/L。2013 年 8 月 21 日激素水平检查：FSH 134.57IU/L；E_2

25.69pmol/L。2013 年 9 月 24 日 B 超检查：子宫三径 3.4cm×2.6cm×3.0cm，子宫内膜厚度 0.4cm；左卵巢 1.3cm×1.2cm，右卵巢 1.0cm×1.0cm。

【西医诊断】卵巢早衰，不孕症。

【中医诊断】闭经，不孕症。

【病证分析】患者既往月经规律。18 岁开始性生活后有多次流产史及促排卵治疗史。现闭经 9 个月与血海长期受损有关。现肝肾之阴不足，虚阳浮越，故见潮热；肾精不足，不能下润阴窍，故见带下量少；阴血不足，肌肤失养则致皮肤干枯；舌绛为阴虚内热之候；苔黄厚腻提示兼夹湿热之证；脉沉细滑为冲任血海虚损之征。

【辨证要素】既往月经规律；多次流产史及促排卵治疗史；潮热、皮肤干、带下少；舌绛、苔黄厚腻；脉沉细滑。

【中医证候】肾虚肝郁兼夹湿热。

【治法】舒肝补肾，清利湿热。

【处方】菟丝子 20g，女贞子 15g，茯苓 10g，郁金 6g，砂仁 3g，柴胡 5g，茵陈 12g，白扁豆 10g，黄芩 10g，金银花 12g，丹参 10g，月季花 6g，绿萼梅 6g，槐花 6g，木香 3g，生甘草 6g。40 剂。

【方解】

君药：菟丝子。

臣药：女贞子、茯苓。

佐药：郁金、砂仁、柴胡、茵陈、白扁豆、黄芩、金银花、丹参、月季花、绿萼梅、槐花、木香。

使药：生甘草。

针对肾虚之证施"补"法。重用菟丝子 20g 为君补肾益精。菟丝子味辛、甘，性微温，归肝、肾、脾经。气和性缓，能浮能沉，补而不燥；以女贞子甘、苦、凉之性，入肝、肾经，补益肝肾兼清虚热。"见肝之病当先实脾",针对肝郁之证施"舒"法。柴胡舒肝解郁;郁金、绿萼梅佐柴胡舒肝解郁,同时郁金又具活血之性,绿萼梅又可平肝和胃;木香行气导滞,调畅气机。兼见湿热之证,施"利"法、"清"法。茯苓淡渗已生之湿、健脾化生气血以填充血海;黄芩、金银花、槐花、砂仁、茵陈、扁豆清热利湿化湿;生甘草清热、调和诸药。略施"化"法。丹参、月季花活血通络。首诊治法以"补"法为要,注重肝、脾、肾功能之协调,以期冲脉血海充沛,任脉调畅。

二诊:2014年1月25日。

末次月经2013年12月23日,经期6天,经量少,经前基础体温呈单相。舌绛,脉沉滑。

2013年12月26日激素水平检查:FSH 51.37IU/L;LH 34.00IU/L;E_2 29.91pmol/L。

处方:北沙参15g,月季花6g,枳壳10g,金银花12g,百合12g,合欢皮10g,当归10g,川芎5g,夏枯草10g,苏木10g,丹参10g,女贞子15g,熟地黄10g,玉竹10g,瞿麦6g。40剂。

药后有月经来潮,经期6天。经前基础体温呈单相,排卵仍未恢复。血清FSH、LH、E_2较治疗前改善。舌苔黄厚腻改善,舌色仍绛红,提示湿证改善热证仍在。二诊治法以养阴清热为要。药用北沙参、百合、女贞子、熟地黄、玉竹、当归养阴血;金银花、夏枯草清热;佐枳壳理气;月季花、合欢皮、苏木、丹参、瞿麦活血通经。

三诊:2014年4月5日。

末次月经2014年2月26日,经量中,经期6天,经前基础体温呈不典型双相。末前次月经2013年12月23日。近日基础体温有上升。纳可,眠欠安,二便调,带下有,阴道干涩症状改善。舌绛,苔黄薄,脉细滑。

2014年2月27日激素水平检查:FSH 3.12IU/L;LH 2.90IU/L;E_2 1211.1pmol/L。

处方：冬瓜皮 20g，砂仁 3g，佩兰 3g，茵陈 12g，茯苓 10g，桔梗 10g，夏枯草 12g，郁金 6g，绿萼梅 6g，茜草 12g，当归 10g，车前子 10g，合欢皮 10g，杜仲 10g，桑寄生 15g，川续断 10g。40 剂。

二诊药后恢复排卵性月经。血清 FSH、LH、E_2 改善，提示卵巢功能有所改善。三诊时又见黄薄苔，提示二诊重养阴血后再生湿邪；随治疗进程脉象由首诊沉细滑转为沉滑又至细滑，提示血海之血气逐渐恢复。三诊治法减缓养阴血之力，以当归养血活血；杜仲、续断温补肝肾；以冬瓜皮、砂仁、佩兰、茵陈、茯苓、车前子利湿化湿；郁金、绿萼梅、夏枯草舒肝解郁。

四诊：2014 年 5 月 31 日。

末次月经 2014 年 4 月 13 日，经前基础体温呈双相。末前次月经 2014 年 2 月 26 日。近日夜尿频。舌暗，苔黄薄，脉细滑。

2014 年 4 月 16 日激素水平检查：FSH 37.04IU/L，LH 4.66IU/L，E_2 3.67pmol/L。

处方：北沙参 15g，蛇床子 3g，月季花 6g，苏木 10g，墨旱莲 15g，桔梗 10g，茵陈 12g，荷叶 10g，桃仁 10g，首乌藤 15g，冬瓜皮 15g，砂仁 3g，金银花 12g，绿萼梅 6g，菟丝子 15g。40 剂。

近日夜尿频，提示肾气不足，封藏失固。舌绛转为舌暗，提示阴虚火旺之证改善，尚有胞脉瘀阻、任脉不通之证。舌苔仍薄黄，提示仍有湿热之证。四诊以北沙参、墨旱莲养阴清热；茵陈、荷叶、冬瓜皮、砂仁、金银花清热利湿化湿；苏木、月季花、桃仁活血；蛇床子、菟丝子温肾。

经治疗半年余，患者月经恢复 2 个月左右一行，基础体温呈双向，排卵恢复，卵巢功能改善。

案 8　肾虚血亏，湿热内伏

吴某，女，27 岁，已婚。首诊日期：2012 年 4 月 7 日。

【主诉】闭经 1 年半。

【现病史】14 岁月经初潮，自初潮起即周期短，20 天一行，经期 2 天，经量少。2010 年 6 月起无诱因月经稀发，至 2010 年 9 月后闭经。2011 年 7 月诊断卵巢早衰，予激素替代治疗。末次月经 2011 年 12 月 10 日（激素替代治疗后）。现潮热汗出，心烦易怒，带下量少，阴道干涩，眠欠佳，二便调，面部痤疮。舌淡暗，苔黄厚，脉细滑。

【孕产史】人工流产 3 次。末次人工流产后 2009 年 1 月行刮宫术，术后 20 天因出血量多再次行清宫术。

【检查】2012 年 3 月 31 日激素水平检查：FSH 120.78IU/L；LH 62.44IU/L；E_2 85.00pmol/L。2012 年 3 月 31 日 B 超检查：子宫三径 3.6cm×1.9cm×3.2cm，子宫内膜厚度 0.3cm；左卵巢 2.0cm×1.0cm，右卵巢 2.8cm×1.6cm。

【西医诊断】卵巢早衰。

【中医诊断】闭经。

【病证分析】患者初潮后即周期短、经量少，提示先天肾气不足。肾为先天之本、元气之根，主生殖，是生长发育之根本。肾虚则天癸亏少，任脉不通，冲脉不盛；多次人工流产，再度损伤肾气、冲任；末次人工流产刮宫术后出血量多、持续时间长，气血耗伤，再致冲任血海受损。诸因素致经水早绝。

阴血不足，阳失潜藏，虚热内生，故见潮热汗出；肝藏血，肾藏精，精血互生，肝肾同源，肾阴不足，水不涵木，肝阴失养，肝阳上亢，则见心烦易怒；冲任血海不足，不能下润阴窍，故见阴道干涩。又舌苔黄厚，提示胃肠湿热，湿热上蒸于面而发痤疮；舌质淡暗、脉细滑，为肾虚血亏兼瘀滞之象。

【辨证要素】初潮后即周期短、经量少；月经稀发、闭经；潮热汗出、心烦易怒、带下量少、阴道干涩、眠欠佳；舌淡暗，苔黄厚；脉细滑；多次人工流产史；人工流产刮宫术后出血史。

【中医证候】肾虚血亏，湿热内伏。

【治法】补肾养血，清利湿热。

【处方】菟丝子 10g，北沙参 15g，当归 10g，何首乌 10g，茵陈 12g，白扁豆 10g，荷叶 10g，萆薢 10g，车前子 10g，益母草 10g，桃仁 10g，月季花 6g，枳壳 10g，川芎 5g，金银花 12g。20 剂。

【方解】

君药：菟丝子。

臣药：北沙参、当归、何首乌。

佐药：茵陈、白扁豆、荷叶、萆薢、车前子、益母草、桃仁、月季花、枳壳、金银花。

使药：川芎。

首诊辨证肾虚血亏，应以补肾养血为治则。首诊时可见面部痤疮、舌苔黄，提示兼夹湿热之证。柴嵩岩经验，卵巢早衰闭经遇兼夹湿热之证，治疗时需要权衡补益之"补"法与祛邪之"利"法、"清"法之关系，提出解湿热之"外衣"之说。湿邪内生，郁而化热。其邪相对已虚之脾肾，如同人被"外衣"紧紧包裹，湿热"外衣"之邪不解，脾肾之虚难调。补益之"补"法，补气易生热，有助热之嫌；养阴而滋腻，有生湿之弊。故"补"之疗效，受湿热之"外衣"所掣。故遇兼夹湿热之证，治疗宜首先着重施"利"法、"清"法、"舒"法，先祛湿热之外邪，即解"外衣"，邪去再行脾肾、气血之"补"法。

首诊施"补"法，仅以菟丝子一味为君补益肝肾；再以北沙参养阴清肺，补肺启肾；当归、何首乌养血活血。众药均无燥热、滋腻之弊。施"利"法、"清"法，以茵陈、白扁豆、荷叶、萆薢、车前子众药清热利湿化浊，解湿热之"外衣"；以金银花清解血热，解热之"外衣"。再施"化"法、"舒"法行滞，以益母草、桃仁化瘀活血；月季花舒肝解郁兼而活血；枳壳理气以防补血生腻。以川芎为使，引药入血海。首诊诸法多具动性，然动中寓静，清利湿热亦兼顾补肾滋阴养血。

二诊：2012 年 5 月 5 日。

基础体温呈单相波动。面部痤疮症状改善，带下量少，二便调。舌瘦暗红，黄苔消退。脉细滑。

处方：北沙参 12g，玉竹 10g，丹参 10g，荷叶 10g，熟地黄 10g，月季花 6g，白扁豆 10g，女贞子 15g，合欢皮 10g，金银花 10g，枳壳 10g，槐花 5g，石斛 10g，生甘草 5g。20 剂。

首诊药后面部痤疮改善，舌黄苔消退，提示随"外衣"退去，湿热之证缓解。现可见舌瘦暗红、脉细滑，提示冲任血海严重不足。二诊治法转以"补"法为要，药用北沙参、玉竹、熟地黄、女贞子、石斛众药重养阴血。守首诊"利"法、"清"法，继续解湿热之"外衣"，药用荷叶、白扁豆、金银花、生甘草、槐花清热化浊。守首诊"化"法、"舒"法，以丹参、月季花、枳壳、合欢皮活血理气舒肝行滞。首诊与二诊同施"补""利""清"诸法，但"补"法与"利""清"之法力度不同。首诊侧重"利""清"之法祛湿热之邪，二诊侧重"补"法滋阴养血，皆以湿热兼夹证有无或程度而定。

三诊：2012 年 6 月 23 日。

基础体温呈单相。带下量增多，二便调。情绪较前稳定。舌淡红，苔干，脉细滑。

2012 年 6 月 19 日激素水平检查：FSH 152.10IU/L；LH 85.46IU/L；E_2 500pmol/L。2012 年 6 月 19 日 B 超检查：子宫三径 3.8cm×3.7cm×2.6cm，子宫内膜厚度 0.5cm；左卵巢 2.0cm×1.0cm，右卵巢 2.3cm×1.2cm。

处方：北沙参 15g，玉竹 10g，枳壳 10g，川芎 5g，车前子 10g，丹参 10g，合欢皮 10g，月季花 6g，桃仁 10g，瞿麦 6g，冬瓜皮 10g，延胡索

10g，郁金 6g，金银花 10g，荷叶 10g。20 剂。

三诊时可见带下量增多，血清 E_2 水平、子宫三径、子宫内膜厚度较前改善，提示冲任血海不足之证有所改善。三诊"化"法适时加强化瘀之力度，药用丹参、月季花、桃仁、瞿麦、延胡索、郁金多味，活血通经，疏通任脉。

四诊：2012 年 8 月 18 日。

基础体温呈单相。带下量可，潮热汗出减轻。舌淡红，苔黄薄，脉细滑。

处方：当归 10g，川芎 5g，枳壳 10g，泽兰 10g，女贞子 10g，荷叶 10g，生甘草 5g，桃仁 10g，玉竹 10g，山萸肉 10g，牡丹皮 10g，北沙参 20g，熟地黄 10g，玫瑰花 6g。20 剂。

三诊药后基础体温仍呈单相，月经未潮，提示经治疗，虽冲脉血海渐充，尚未至"由满而溢"之程度。四诊药用当归、女贞子、玉竹、山萸肉、北沙参、熟地黄众药养阴血；川芎引诸药入血海。

五诊：2012 年 9 月 22 日。

基础体温呈单相。带下量中，潮热汗出症状缓解。舌淡暗，苔白干，脉细滑。

2012 年 9 月 19 日激素水平检查：FSH 43.98IU/L；LH 51.13IU/L；E_2 411.77pmol/L。2012 年 9 月 20 日 B 超检查：子宫三径 4.5cm×4.2cm× 2.9cm，子宫内膜厚度 0.5cm；左卵巢 2.9cm×1.3cm，可见两个无回声 1.0cm×0.8cm，0.8cm×0.6cm；右卵巢 3.1cm×1.6cm，可见一个无回声 1.1cm×0.8cm。

处方：柴胡 3g，枳壳 10g，丹参 10g，月季花 6g，玉竹 10g，夏枯草 10g，桃仁 10g，覆盆子 10g，槐花 5g，石斛 10g，芦根 10g，茜草 10g，金银花 10g，女贞子 15g，浙贝母 10g，百合 10g。20 剂。

四诊药后血清 FSH 、E_2 明显改善，子宫三径增大，双侧卵巢增大并可见卵泡，潮热汗出症状缓解。现舌苔白干，考虑久服养阴药滋腻碍胃，五诊施"补"法滋阴养血，去熟地黄、山萸肉滋腻酸敛之品；加芦根、槐花，养胃阴，清胃肠湿热。

六诊：2012 年 11 月 3 日。

近日基础体温呈上升趋势。舌淡红，苔黄干，脉细滑。

2012 年 11 月 2 日 B 超检查：子宫三径 4.6cm×4.2cm×3.1cm，子宫内膜厚度 0.6cm；左卵巢 3.0cm×2.1cm，内见无回声 1.9cm×1.7cm；右卵巢 3.3cm×2.0cm，内见无回声 1.3cm×1.0cm。

处方：北沙参 15g，玉竹 10g，荷叶 6g，生麦芽 10g，丹参 10g，柴胡 3g，墨旱莲 12g，白芍 10g，女贞子 15g，莲子心 3g，萆薢 10g，菟丝子 15g，黄芩 10g，金银花 10g。20 剂。先服 10 剂，遇经期停服，月经第 5 天继续服药。

复查 B 超可见优势卵泡。现舌苔黄干，提示兼夹湿热及胃阴不足之证。药用荷叶、生麦芽、萆薢、黄芩、金银花清热化浊利湿；仍以北沙参、墨旱莲、女贞子、白芍滋阴；再以菟丝子平补肝肾。

七诊：2012 年 11 月 30 日。

末次月经 2012 年 11 月 22 日，经量中，经期 5 天，经前基础体温呈不典型双相（图 11）。舌绛红。脉细滑。

2012 年 11 月 26 日激素水平检查：FSH 12.58IU/L；LH 7.10IU/L；E_2 473.43pmol/L。

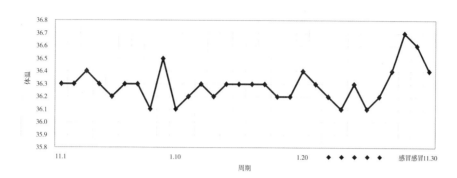

图 11　2012 年 11 月 1 日～ 30 日基础体温图

处方：北沙参 15g，枳壳 10g，太子参 12g，玉竹 10g，丹参 10g，黄芩 10g，茜草 10g，车前子 10g，石斛 10g，月季花 6g，女贞子 10g，金银花 10g，生麦芽 12g，瞿麦 6g。20 剂。

药后有排卵性月经恢复；血清 FSH 、E_2 水平进一步改善。现舌绛红、脉细滑，提示冲脉血海仍显不足，兼夹血分伏热。七诊治法养阴清热。药用北沙参、玉竹、石斛、女贞子养阴血；黄芩、金银花清血热。

八诊：2013 年 1 月 19 日。

末次月经 2012 年 11 月 22 日，经前基础体温呈不典型双相。现基础体温呈单相波动（图 12）。舌淡暗，舌苔黄，脉沉滑。

2013 年 1 月 11 日 B 超检查：子宫三径 4.8cm×4.6cm×3.2cm；子宫内膜厚度 0.9cm；左卵巢 3.0cm×1.9cm，右卵巢 1.7cm×1.2cm。

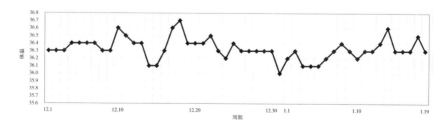

图 12　2012 年 12 月 1 日～ 2013 年 1 月 19 日基础体温图

处方：北沙参 10g，荷叶 10g，砂仁 3g，茜草 12g，当归 10g，月季花 6g，生甘草 5g，阿胶珠 10g，菟丝子 15g，枳壳 10g，茵陈 3g，三棱 10g，红花 5g，川芎 5g，槐花 6g。20 剂。

现可见舌苔黄，再现胃肠湿热之征。湿热不解，热伤阴血，冲脉难充，湿阻脉络，任脉难通。八诊方以荷叶、砂仁、茵陈、槐花清利阳明湿热；仍以北沙参、当归、阿胶珠养阴血；以菟丝子平补肝肾；以茜草、三棱、月季花、红花、川芎活血通经。

九诊：2013 年 3 月 2 日。

末次月经 2013 年 2 月 5 日，经量中，经期 11 天。经前基础体温呈单相（图 13）。末前次月经 2012 年 11 月 22 日。舌暗淡红，苔白黄干，脉沉滑。

2013 年 1 月 31 日激素水平检查：FSH 5.72IU/L；LH 2.00IU/L；E_2 256.82pmol/L。2013 年 2 月 22 日 B 超检查：子宫三径 5.0cm×4.2cm×3.4cm，子宫内膜厚度 0.9cm；左卵巢 3.2cm×2.2cm，内见 2.8cm×2.1cm 无回声区，右卵巢 2.1cm×1.6cm。

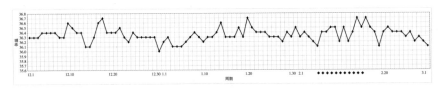

图 13   2012 年 12 月 1 日～2013 年 3 月 2 日基础体温图

处方：北沙参 10g，当归 10g，何首乌 12g，远志 5g，茯苓 10g，金银花 12g，玉竹 10g，熟地黄 10g，莲子心 3g，百合 12g，合欢皮 10g，菟丝子 15g，桃仁 10g，川芎 5g。20 剂。

八诊药后患者月经来潮。虽基础体温呈单相提示排卵尚未恢复，激素水平恢复正常，子宫三径及子宫内膜厚度、卵巢大小恢复正常。

四、因减肥因素致卵巢早衰或卵巢储备功能降低

案 1　阳明热盛，阴亏津伤，血海无继

王某，女，20 岁，未婚。首诊日期：2008 年 6 月 17 日。

【主诉】闭经 10 个月。

【现病史】11 岁月经初潮，既往月经周期规律，一月一行，经量中。2007 年 8 月开始以运动结合节食方式减肥，1 个月内体重下降 9kg。减肥后出现闭经，现闭经 10 个月。2008 年 4 月某医院检查 FSH 48.50IU/L，诊断卵巢早衰。现时感胃脘不适，大便秘结、两日一次。减肥后患慢性浅表性胃炎。舌红，面色苍白，唇周色暗，脉细滑。

【孕产史】无孕产史。

【西医诊断】卵巢早衰。

【中医诊断】闭经。

【病证分析】患者既往月经正常，运动及节食减肥后闭经。剧烈运动后致大汗出，血汗同源，阴血损伤；节制饮食，胃无以受纳，气血乏源，致血海空虚无血溢下；体重速降，阴血骤失，血枯经闭。久不进食，胃失所养，故见胃脘不适；阴血不足，不能下润，肠道失润，大便秘结；血虚不能上荣，故见面色苍白；足阳明胃经，经脉循行，环绕口唇，病在胃，故见唇周色暗；舌红、脉细滑均为津亏伏热之象。

【辨证要素】运动、节食方式减肥；体重速降；闭经月；慢性浅表性胃炎；胃脘不适、大便秘结；舌红、面色苍白、唇周色暗、脉细滑。

【中医证候】阳明热盛，阴亏津伤，血海无继。

【治法】清热滋阴，活血调经。

【处方】瓜蒌 15g，知母 6g，槐花 5g，月季花 6g，桃仁 10g，丹参 10g，郁金 6g，枸杞子 15g，北沙参 15g，冬瓜皮 10g，女贞子 15g，莱菔

子 10g。7 剂。

【方解】

君药：瓜蒌。

臣药：知母、槐花、月季花、桃仁、丹参、郁金。

佐药：北沙参、女贞子、枸杞子、莱菔子、冬瓜皮。

本案辨证阳明热盛、阴亏津伤、血海无继，属二阳发病致闭经。

针对阳明热盛之证施"清"法。以瓜蒌泄阳明之热、润肠通便；知母助瓜蒌泄脾热、滋阴降火，清热而无化燥伤阴之弊；槐花助瓜蒌清泄阳明之热。针对阴亏津伤之证施"补"法，以北沙参、女贞子、枸杞子滋养阴血。再以莱菔子理气消导；冬瓜皮健脾利湿；月季花、桃仁、丹参、郁金活血调经。诸药配伍，重在清泄阳明之热而兼滋阴活血。

二诊：2008 年 6 月 25 日。

基础体温呈单相。药后大便通畅。舌暗，脉沉滑。

处方：冬瓜皮 20g，桃仁 10g，丹参 10g，赤芍 10g，月季花 6g，莱菔子 10g，莲子心 3g，茜草 12g，槐花 5g，桑寄生 20g，百合 12g。14 剂。

首诊药后便秘症状改善；舌红改善，热象已去；舌暗提示兼夹血瘀之证。二诊治法加大活血力度，续用桃仁、月季花、丹参，加赤芍、茜草，众药活血调经。

三诊：2008 年 10 月 28 日。

三诊时已是首诊后 4 月余。期间月经恢复一月一行，经前均基础体温近典型双相，经量中。末次月经 2008 年 10 月 10 日。唇周色暗症状减轻。现口干、便秘。舌淡红，脉细滑。

处方：冬瓜皮 20g，泽兰 10g，茜草 10g，车前子 10g，丝瓜络 10g，当归 10g，枳壳 10g，月季花 6g，茯苓 10g，杜仲 10g，益母草 10g，丹参 10g。20 剂。

按语：本案闭经伴胃脘不适、便秘，见唇周色暗，乃二阳有病。

"阳明"，即十二经脉中手阳明大肠经和足阳明胃经。春秋战国时期古人即已发现"阳明病变"与女性月经生理之对应关系，"二阳之病发心脾，有不得隐曲，女子不月……"（《素问·阴阳别论》）。20世纪80年代，柴嵩岩曾就200例月经病患者进行临床调查，发现65.38%患者存在饮食、大便之异常改变。其中纳呆者21.25%，消谷善饥者15.64%，大便秘结者45.23%，大便溏薄者8.39%。之后柴嵩岩提出"二阳致病"学术思想，认为女性闭经病，与阳明病变关系密切。

柴嵩岩阐述：足阳明胃经为水谷之海，与任脉交会于"承浆"，与冲脉交会于"气冲"，乃多气多血之经，通过从、任二脉与胞宫相联系。胃主受纳，腐熟水谷，为气血生化之源，所化生之气血为胞宫经、孕、乳所必需，胃中水谷之气盛，则冲脉、任脉气血充盛，为胞宫的功能提供物质基础。暴饮暴食者，胃受纳过盛，腐熟水谷功能失常，蕴积而成浊热。阳明腑实则浊热积聚，久而溢入血分（冲为血海，隶属阳明故也），血海伏热可灼伤津液、暗耗气血，致月经量少、闭经；亦可迫血妄行致月经先期、月经量多，甚至崩漏不止。阳明腑实壅遏气血，气血不畅而致经行腹痛或经前头痛、身痛。节食减肥者，胃受纳不足，气血生化之源匮乏，冲脉隶于阳明，阳明经腑之气血虚则无余以下注血海，血海不足，则致月经量少、月经后期，甚至闭经、不孕。手阳明大肠经与肺经相表里，大肠为传导之官，化物出焉，同时又可通调腹部气机；若传导不畅，腑气不通，浊热积聚而便秘，阳明腑实，大便秘结，腑气不通，亦致胃不受纳，二阳积热进一步加深，最终影响气血之化生，致冲任失养，发为月经失调。

柴嵩岩强调阳明经腑证对月经病诊治有特殊意义。临证月经病注重通过问诊了解患者饮食情况及大便、乳房症状，参考舌象、脉象，判断阳明胃肠之虚实。临证出血性月经病（月经先期、月经量多、崩漏），兼见纳呆、口臭、食后腹胀，大便干或黏滞不爽，舌苔黄厚或苔白不洁，脉沉滑有力或滑数者，考虑为阳明腑实，浊热积聚，热入血室，迫血妄行。在固冲止血治疗同时须应注意荡涤阳明腑实，清利浊热，药用瓜蒌、枳壳、茵陈、荷叶、黄连、地榆炭、槐花等。临证月经量少、月经后期、闭经等病，兼见纳呆、口干苦、食后腹胀、便秘、舌苔黄厚、脉沉滑无力者，考虑为阳明腑实，浊热积聚，本已受纳受限，气血化源不足，加之浊热耗伤阴血，致冲任血海不足。在调理冲任、填充血海治疗时须注意不用过于滋腻之药，滋腻者碍胃，加重阳明胃肠传导阻滞，可用鸡内金、生麦芽、莱菔子消导化浊，当归养血活血又能润肠通便。临证月经量少、月经后期、闭经等病，兼见消谷善饥、唇红干裂、大便数日不解、舌白而干或中心无苔、脉细数者，考虑多为胃热灼伤阴液，阴血亏虚，可用瓜蒌、石斛、知母、玉竹、芦根、枳壳等养阴清胃、润肠通腑。闭经溢乳或乳房胀痛者，亦常伴便秘，乃因乳房属胃，土壅木郁使然。治疗多在通导阳明之时，加用舒肝解郁或柔肝养血之品，如瓜蒌、枳壳、柴胡、郁金、合欢皮、当归、芍药、何首乌、夏枯草、丝瓜络等。

案2　阴虚内热，肝郁不舒

窦某，女，26岁，已婚。首诊日期：2004年11月20日。

【主诉】闭经4个月。

【现病史】12岁月经初潮，既往月经规律，周期30天一行，经期3天，经量中，经色暗红。2000年口服药物减肥后月经稀发、经量减少，渐至闭经。末次月经2004年7月25日，现闭经4个月。纳少，眠欠佳，右耳时有耳鸣，腰酸，性情急躁，大便正常。舌绛红，苔薄白，脉沉细。

【孕产史】无孕产史。

【检查】2004年11月17日激素水平检查：FSH 4.54IU/L；LH 1.17IU/L；E_2 55.05pmol/L；PRL 96.25mIU/L；T 1.35nmol/L；P 4.04nmol/L。

【西医诊断】卵巢储备功能下降。

【中医诊断】闭经。

【病证分析】患者月经稀发渐至，与4年来不间断减肥有一定关系。雌激素水平偏低，耳鸣、腰酸，提示肾气不足。舌绛红、脉沉细，乃肾阴不足、阴虚内热之症状。阴不足，水不涵木，肝失所养，肝火上炎，肝气不舒，故见性情急躁。

【辨证要素】月经稀发、闭经；药物减肥；纳少、眠欠佳、耳鸣、腰酸、性情急躁；舌绛红、苔薄白、脉沉细。

【中医证候】阴虚内热，肝郁不舒。

【治法】滋阴清热，舒肝解郁。

【处方】北沙参20g，女贞子20g，墨旱莲15g，石斛10g，白芍10g，柴胡5g，郁金6g，月季花6g，夏枯草10g，合欢皮12g，鸡内金10g，枳壳10g。14剂。

【方解】

君药：北沙参、女贞子。

臣药：墨旱莲、石斛、白芍。

佐药：柴胡、郁金、月季花、夏枯草、合欢皮、鸡内金、枳壳。

施"补"法，重用柴嵩岩补肾阴之经验药对北沙参、女贞子为君。北沙参味甘、淡，性微寒，入肺、胃经。养肺阴清肺热，又养胃阴生津液，柴嵩岩常用之治阴虚内热之证。以北沙参养阴，补肺金生肾水，肺气和则滋养肾，补肺以启肾。女贞子味甘，性凉，入肝、肾经。补益肝肾同时又善清虚热，更适肝肾阴虚有内热之证。以北沙参、女贞子相须为用，养阴亦取清热之效；再以墨旱莲、石斛、白芍共为臣，助君药滋肾阴，除虚热。施"清""舒"二法，以柴胡、郁金、月季花、夏枯草、合欢皮舒肝解郁、清热安神；以鸡内金、枳壳消导理气，佐制养阴药滋腻之性。

二诊：2004年12月10日。

基础体温呈单相。带下无。舌红，脉细滑。

处方：北沙参 20g，山萸肉 10g，川贝母 10g，女贞子 20g，金银花 12g，生甘草 5g，石斛 10g，柴胡 5g，墨旱莲 15g，玉竹 10g，续断 15g，茜草 10g。14 剂。

首诊药后舌色由绛红转红，脉见滑象，提示血海伏热减轻，阴虚内热之证改善。二诊时尚见舌红、脉细，提示阴虚内热之证犹在。考虑患者因长期药物减肥致月经稀发、闭经已 4 年，阴血耗伤日久，恢复过程非一蹴而就。二诊治法仍沿续首诊"补""清"二法。仍以北沙参、女贞子、墨旱莲、石斛诸药养阴清热；金银花、生甘草清血分余热。二诊"补"法加山萸肉，补益肝肾，滋养精血而助元阳，又以其收敛之性秘藏精气而固摄下元。终为闭经之证，恐山萸肉收涩之性过重有碍经血通畅，同时施"舒"法，佐川贝母调理气机，泄热开郁散结；柴胡舒肝清热。

三诊：2004 年 12 月 31 日。

基础体温呈单相。纳可，二便调。舌暗红，脉细滑无力。

处方：北沙参 20g，金银花 12g，莲子心 3g，丹参 10g，泽兰 10g，女贞子 20g，石斛 10g，黄芩 10g，生甘草 5g，钩藤 15g，浮小麦 10g，桑寄生 12g。14 剂。

四诊：2005 年 1 月 18 日。

基础体温呈单相。近日腰痛。舌绛红，脉细滑。

处方：北沙参 20g，女贞子 20g，石斛 10g，桃仁 10g，益母草 10g，玉竹 10g，茜草 12g，枸杞子 15g，夏枯草 12g，车前子 10g，莲子心 3g，竹叶 10g。14 剂。

五诊：2005 年 2 月 1 日。

基础体温呈单相。近日右耳耳鸣。舌绛暗，脉细滑。

处方：车前子 10g，柴胡 5g，阿胶珠 12g，女贞子 20g，远志 6g，桃仁 10g，路路通 10g，月季花 6g，玉竹 10g，当归 10g，香附 10g。20 剂。

六诊：2005 年 3 月 1 日。

基础体温呈单相。带下无，大便干，多汗。舌红，脉细滑。

处方：枸杞子 10g，川续断 20g，牡丹皮 10g，竹叶 10g，莲子心 3g，石斛 10g，桃仁 10g，枳壳 10g，阿胶珠 12g，红花 5g，全瓜蒌 20g，玉竹 10g，香附 10g。12 剂。

以上四诊治法均以养阴清热为要。见大便干，加瓜蒌润肠通便；见腰痛，加枸杞子补肾益精。

七诊：2005 年 3 月 15 日。

基础体温已上升 7 天。舌淡红，苔白，脉细滑。

处方：柴胡 5g，鱼腥草 15g，远志 6g，枳壳 10g，茵陈 12g，地骨皮 10g，莱菔子 10g，冬瓜皮 15g，车前子 10g，桑寄生 15g。14 剂。

七诊时舌象已由之前绛红、红变淡红，提示阴虚内热之证改善明显。近日基础体温上升，提示卵巢功能有所恢复。

现可见舌苔白，初现湿邪凝聚之征。此时再以重养阴血治法施治恐不适宜。养阴药滋腻重浊，长期服用或致痰湿内生，阻遏脉络。七诊施"利"法、"清"法，药用茵陈、莱菔子、冬瓜皮、车前子、枳壳众药祛湿除滞；柴胡、鱼腥草、地骨皮诸药清热。略施"补"法，仅以桑寄生一味轻补肝肾、养阴血。桑寄生具通络之性，以其补肾养阴，补而不滞。

八诊：2005 年 4 月 1 日。

末次月经 2005 年 3 月 18 日，经前基础体温近典型双相，经量中。舌淡红，脉细滑。

处方：太子参 10g，黄芩 10g，菊花 12g，莲子心 3g，大腹皮 10g，月季花 5g，山茱萸 10g，石斛 10g，青蒿 5g，车前子 10g，女贞子 20g，益智仁 10g，川续断 15g，川芎 5g。14 剂。

七诊药后月经来潮，经前基础体温近典型双相，排卵恢复。八诊时舌、脉象亦均正常。八诊再施"补"法，药用女贞子、石斛、山萸肉养阴清热；加用太子参健脾益气，化生气血。太子参为清补之品，其性不腻，益气而养阴。适时施"促"法，以益智仁温脾补肾；续断温补肝肾，以期在血海充足之势下，鼓动肾气，阳从阴生。施"清"法，药用莲子心、菊花、黄芩、青蒿清解血分伏热。施"利"法，药用车前子为使，取其走下通利之性，引药下行。

九诊： 2005 年 4 月 22 日。

末次月经 2005 年 3 月 18 日。现基础体温呈单相。舌红暗，脉细滑。

处方：北沙参 2g，熟地黄 10g，石斛 10g，丹参 10g，山萸肉 10g，莲子心 3g，玫瑰花 5g，鱼腥草 10g，黄芩 10g，车前子 10g。20 剂。

十诊： 2005 年 5 月 13 日。

末次月经 2005 年 5 月 6 日，经前基础体温呈不典型双相，经量少。伴腰酸。舌淡红，脉细滑。

处方：全当归 10g，熟地黄 10g，鸡内金 10g，阿胶珠 12g，女贞子 20g，香附 10g，云苓 10g，夏枯草 10g，桃仁 10g，通草 6g，苏木 10g，生甘草 5g。20 剂。

患者再于 2005 年 5 月 6 日月经来潮，舌、脉亦正常。

按语： 患者有长期服用药物减肥史，相伴出现月经稀发、月经量少，渐至闭经。长期减肥，气化功能失调，精、血、津、液流失，致血海不足，冲任亏损，渐至闭经。

可由本案学习柴嵩岩对治法节奏之把握与调整。首诊时患者具有典型之阴虚症状，治法策略以施"补"法重养阴血为要，贯穿治疗过程始终。随治疗进展，针对兼夹之热证、湿证、郁证，以及最终治疗目的——恢复排卵性月经，把握及协调"清""利""舒"及"促"诸治法之关系。首诊见性情急躁之症并见舌绛红、脉沉细，兼夹肝郁之证、热证。施"补"法滋阴养阴，用药较重。同时施"清"法、"舒"法舒肝解郁、清热安神、消导理气。二诊舌色由绛红转红、脉细滑，阴虚内热之证虽改善仍犹在。沿用首诊"补""清"治法的同时，加强"舒"法调理气机之力。三至六诊效不更法，治法养阴清热。至七诊时可见舌淡红，阴虚内热之证已改善。但见舌苔白，提示此时已兼夹湿邪凝聚之证。七诊治法以"利"法、"清"法为要，祛湿除滞清热；仅略施"补"法，用药较轻，轻补肝肾、养阴血。至八诊时舌、脉象均恢复正常。再重施"补"法养阴清热、健脾益气；并乘血海充足之势，适时施"促"法温脾补肾、温补肝肾，以期鼓动肾气；仍保留"清"法续清解血分伏热。终使患者恢复排卵性月经。

案3　阴血不足，兼有肝郁

郝某，女，20岁，未婚。首诊日期：2003年9月5日。

【主诉】闭经4个月。

【现病史】12岁月经初潮，既往月经规律，30天一行，经期5天，经量中。末次月经2003年5月。此后开始以节食并口服药物方式减肥，3个月体重下降7 kg。减肥当月即闭经，至今未潮。现性情急躁，纳可，眠佳，二便调。既往便秘。舌暗红，脉细滑。

【检查】2003年8月15日激素水平检查：FSH 7.70IU/L；LH 0.66IU/L；E_2 206.99pmol/L；PRL 148.40mIU/L；T 1.98nmol/L；P 1.05nmol/L。2003年8月15日B超检查：子宫三径3.7cm×3.3cm×2.3cm，宫内回声均匀，内膜不厚；左卵巢2.4cm×1.3cm，右卵巢2.5cm×1.2cm，未见卵泡。

【孕产史】无孕产史。

【西医诊断】卵巢储备功能下降。

【中医诊断】闭经。

【病证分析】胃中水谷不盛，血海无以满盈，月事难以时下，故见闭经；既往便秘，素有津液不足，无以下润肠道，药物减肥，体重快速下降，泻下通利过度，津液再度脱失，津血同源，津亏血虚，冲任血海不足，亦致闭经；LH 0.66IU/L提示为垂体性闭经，已属肾气亏虚而非仅为气血不足；B超检查子宫偏小，提示先天发育欠佳，禀赋不足；平素性情急躁，为肝气不舒之征。

【辨证要素】节食并口服药物减肥；体重快速下降；闭经；LH 0.66IU/L；子宫偏小；性情急躁；便秘；舌暗红，脉细滑。

【中医证候】阴血不足兼有肝郁。

【治法】益阴舒肝，活血通经。

【处方】北沙参20g，女贞子15g，玫瑰花5g，全瓜蒌15g，月季花6g，益母草10g，当归10g，生甘草10g，枳壳10g，合欢皮10g。20剂。

【方解】首诊治法以"补""舒""化"诸法为要，养阴舒肝，活血通经。药用北沙参、女贞子、当归补养阴血；玫瑰花、月季花、益母草、合欢皮舒肝活血调经；枳壳理气调经；全瓜蒌、枳壳润肠通便；生甘草调和诸药。

二诊：2003年9月26日。

基础体温呈单相。带量下少，大便不爽。舌绛，苔白干，脉沉细滑。

处方：全瓜蒌20g，杏仁10g，川芎5g，石斛10g，女贞子20g，益母草10g，当归10g，丹参10g，川楝子6g，枳壳10g，苏木10g。20剂。

三诊：2003年10月17日。

基础体温呈单相波动。纳呆，大便干。舌红，苔剥脱，脉沉滑。

处方：全瓜蒌20g，石斛10g，女贞子20g，茜草10g，远志5g，荷叶10g，桑寄生20g，益母草10g，丹参10g，生甘草15g，熟地黄10g，郁金6g，桃仁10g。14剂。

四诊：2003年10月31日。

基础体温呈单相。大便正常。舌红，脉细滑无力。

处方：北沙参20g，黄芩10g，丹参10g，泽兰10g，益母草10g，女贞子12g，杏仁10g，合欢皮10g，桑寄生20g，赤芍10g，路路通10g，熟地黄10g。20剂。

五诊：2003年11月4日。

基础体温呈单相波动，有稳定趋势。纳可，大便不爽。舌红，脉沉滑。

处方：北沙参20g，石斛10g，枳壳10g，丹参10g，玉竹10g，合欢皮10g，玄参10g，白芍10g，丝瓜络10g，益母草10g，茜草12g，柴胡2g。20剂。

六诊： 2003年12月19日。

末次月经2003年12月13日，经前基础体温呈单相，经期3天。大便不爽。舌红，脉沉弦滑。

处方：北沙参30g，瓜蒌20g，石斛10g，阿胶珠12g，女贞子20g，丹参10g，川芎5g，茜草10g，牛膝10g，玉竹10g，桃仁10g，桑寄生15g。20剂。

六诊之前以益阴舒肝、活血通经之法治疗3月余。其间有月经来潮，但基础体温均呈单相，提示排卵仍未恢复。阴血不足之证虽有改善，血海尚嫌不足。六诊治法重养阴血，活血调经。以北沙参、石斛、阿胶珠、女贞子、玉竹、桑寄生多味合用，加强养阴之力；丹参、川芎、茜草、牛膝、桃仁活血调经。

七诊： 2004年1月9日。

末次月经2003年12月29日，基础体温不典型上升8天。近2日带下量多。仍大便不爽。舌绛红，脉细滑。

处方：北沙参20g，石斛10g，泽兰10g，月季花6g，当归10g，玉竹10g，莲子心3g，丹参10g，远志10g，川芎5g，车前子10g，路路通10g。14剂。

六诊药后有排卵性月经恢复，周期尚短。七诊时可见舌绛红、脉细滑，提示兼夹阴虚内热之证。七诊继续以"补"法为治，药用北沙参、石斛、玉竹、当归、莲子心养阴清热。现值经前，考虑六诊重养阴血之后，肾之阴精充盛，可适时施"化"法，以泽兰、月季花、丹参、川芎、路路通活血调经。

八诊：2004 年 2 月 10 日。

末次月经 2004 年 2 月 6 日，经期 4 天；末前次月经 2004 年 1 月 10 日，经期 4 天，经前基础体温均有不典型双相。现舌红，脉滑数。

处方：北沙参 20g，天冬 10g，玉竹 10g，石斛 10g，熟地黄 10g，益母草 10g，山茱萸 10g，女贞子 20g，阿胶珠 12g，鸡内金 10g，青蒿 10g。20 剂。

九诊：2004 年 3 月 12 日。

末次月经 2004 年 2 月 6 日，经期 4 天，经前基础体温呈不典型双相。现基础体温有上升趋势。大便不爽。舌红，脉细滑。

处方：柴胡 3g，丹参 10g，远志 6g，益母草 10g，夏枯草 10g，紫河车 10g，牡丹皮 10g，知母 10g，苏木 10g，香附 10g，当归 10g，瓜蒌 12g。20 剂。

十诊：2004 年 4 月 2 日。

末次月经 2004 年 3 月 15 日，经前基础体温呈不典型双相。现基础体温呈低温相。纳可，大便不爽。舌暗，脉细滑。

处方：北沙参 20g，月季花 6g，女贞子 12g，熟地黄 20g，益母草 10g，茵陈 12g，桃仁 10g，川芎 5g，杜仲 10g，菟丝子 20g，广木香 2g，蛇床子 5g。20 剂。

十一诊：2004 年 4 月 23 日。

末次月经 2004 年 4 月 15 日，经前基础体温呈不典型双相。纳可，二便调。已恢复正常月经。舌红绛，脉细滑。

处方：柴胡 3g，玉竹 10g，熟地黄 20g，黄芩 10g，金银花 15g，枳壳 10g，青蒿 6g，川柏 6g，续断 15g，百合 12g，月季花 6g，生甘草 6g。20 剂。

六诊后再继续治疗以上数诊 4 月余。沿续养阴舒肝、活血通经基本治法而调整用药。选药北沙参、女贞子、石斛、玉竹、天冬、桑寄生、熟地黄、阿胶珠、当归、山茱萸滋阴养血；杜仲、菟丝子、续断、蛇床子温肾助阳；柴胡、夏枯草、月季花、莲子心、远志舒肝解郁、养血安神；丹参、川芎、茜草、牛膝、桃仁、泽兰、益母草、活血通经；车前子、青蒿、茵陈、金银花、黄芩清虚热；香附、枳壳、鸡内金理气消导；大便不爽，加瓜蒌润肠通便。后患者恢复排卵性月经，周期基本正常。

五、无诱因致卵巢早衰

案 1　肾虚肝郁

任某，女，38 岁，已婚。首诊日期：2002 年 8 月 20 日。

【主诉】闭经 4 个月。

【现病史】既往月经规律，周期 30 日一行，经期 3 ～ 4 天，经量少。2002 年 4 月无诱因突然闭经，现闭经 4 个月。曾用黄体酮治疗有撤退性出血。末次月经 2002 年 8 月 14 日（黄体酮药后）。现潮热、汗出、心慌等症。现纳可，眠欠佳，带下量少，二便调。舌嫩暗，脉细滑。

【检查】2002 年 7 月激素水平检查：FSH 43.90IU/L；LH 25.60IU/L；E_2 73.40pmol/L。

【西医诊断】卵巢早衰。

【中医诊断】闭经。

【病证分析】患者无诱因闭经 4 个月，伴潮热、汗出、心慌、眠欠安等症，舌嫩暗，脉细滑，辨证肾虚肝郁。现病程尚短，脉仍可见滑象，提示虽肾气衰，血海尚未枯竭。

【辨证要素】闭经 4 个月；潮热、汗出、心慌；带下量少；舌嫩暗、脉细滑。

【中医证候】肾虚肝郁。

【治法】补肾舒肝，活血调经。

【处方】女贞子 15g，阿胶珠 12g，当归 10g，北沙参 20g，百合 12g，丹参 10g，益母草 10g，香附 10g，川楝子 6g，柴胡 3g，浮小麦 30g，生甘草 5g。14 剂。

【方解】

君药：女贞子。

臣药：阿胶珠、当归、北沙参、百合。

佐药：丹参、益母草、香附、柴胡、川楝子、浮小麦。

使药：甘草。

本案为较典型之肾虚肝郁证，治法以补肾舒肝活血为要。施"补"法，以女贞子为君，滋补肝肾；阿胶珠、当归助君药滋养阴血；以柴嵩岩"补肺启肾"之经验药对北沙参、百合入肺经，养肺阴生肾水。施"舒"法，以丹参、益母草、香附活血理气；柴胡、川楝子舒肝理气；浮小麦养心安神。以生甘草为使，调和诸药。

二诊：2002 年 9 月 3 日。

基础体温呈单相平稳。纳可，二便调。舌嫩暗，脉沉滑。

处方：女贞子 20g，北沙参 20g，熟地黄 10g，川续断 15g，益母草 10g，当归 10g，夏枯草 12g，泽兰 10g，红花 10g，苏木 10g，益智仁 10g，玉竹 10g。7 剂。

二诊沿续补肾舒肝活血之法治疗。"补"法调整用药，仍以女贞子为君滋补肝肾，北沙参补肺以启肾；加熟地黄、川续断，加大补肾养阴之力。现可见舌嫩、脉沉，提示脾阳不足。加益智仁温补脾肾。施"化"法，加泽兰、红花、苏木，与益母草、当归合用，加强活血之力。施"舒"法，以夏枯草替代柴胡、川楝子舒肝解郁。

三诊：2002 年 9 月 10 日。

基础体温呈单相平稳。纳可，二便调。舌嫩，脉细滑。

处方：太子参 12g，巴戟天 5g，熟地黄 10g，女贞子 12g，淫羊藿

12g，桃仁 10g，香附 10g，百合 12g，云苓 10g，墨旱莲 12g，延胡索 10g，川芎 5g，泽兰 10g。14 剂。

以补肾舒肝活血治法治疗 3 周。三诊时舌暗改善，提示阴血恢复。可在继续施"补"法填冲血海治法同时，适时加巴戟天、淫羊藿温肾助阳；加太子参、云苓健脾益气，以期鼓动氤氲之气，促卵泡发育。

四诊：2002 年 10 月 8 日。

末次月经 2002 年 9 月 20 日，经量少，经色暗红，经前基础体温呈不典型双相。纳可，二便调。舌嫩红，苔薄黄，脉沉滑。

处方：首乌藤 20g，北沙参 20g，茜草 10g，女贞子 20g，玉竹 10g，茵陈 12g，黄芩 10g，泽兰 10g，夏枯草 12g，石斛 12g，菊花 12g，牛膝 12g。14 剂。

三诊药后恢复排卵性月经。四诊治法养阴舒肝巩固疗效。现可见舌红，苔薄黄，提示兼夹湿热之证。四诊施"利"法、"清"法，药用茵陈、黄芩、菊花，清热利湿。

五诊：2002 年 11 月 1 日。

末次月经 2002 年 10 月 21 日，经量较前次增多，经前基础体温呈典型双相。纳可，眠佳，二便调。舌嫩淡，脉细滑。

2002 年 10 月 23 日激素水平检查：FSH 20.90IU/L；LH 15.00IU/L；E_2 185.70pmol/L。

处方：当归 10g，阿胶珠 12g，赤芍 10g，地骨皮 10g，女贞子 15g，远志 5g，墨旱莲 12g，何首乌 10g，枸杞子 12g，香附 10g，川续断 20g，蛇床子 5g。7 剂。

四诊药后再有排卵性月经恢复。近日复查激素水平，FSH、E_2 较首诊改善。以后数诊继续以补肾养血活血治法治疗。

案 2　肾阴不足，血海无继

周某，女，32 岁，已婚。首诊日期：2011 年 2 月 26 日。

【主诉】月经错后 2 年，闭经 5 个月；不孕。

【现病史】13 岁月经初潮，周期规律，23～24 天一行，经期 5 天，经量中。两年前结婚后无明显诱因月经错后，1～2 个月一行，之后渐至闭经。末次月经 2010 年 9 月 3 日，末前次月经 2010 年 8 月 18 日。近半年伴潮热汗出，阴道干涩，大便不畅，眠差，梦多。舌淡红，脉细滑。

【孕产史】结婚 2 年未避孕未孕。

【检查】2010 年 11 月 4 日激素水平检查：FSH 75.00IU/L；LH 19.40IU/L；E_2<73.40pmol/L。2010 年 10 月 4 日 B 超检查：子宫三径 4.0cm×3.3cm×3.7cm，子宫内膜厚度 0.2cm；左卵巢 2.0cm×1.2cm，右卵巢 1.8cm×1.0cm，双侧卵巢均未见卵泡。

【西医诊断】卵巢早衰、不孕症。

【中医诊断】闭经、不孕症。

【病证分析】患者既往月经正常，婚后无明显诱因月经错后继而闭经，伴潮热汗出、阴道干涩、大便不畅、眠差、梦多，舌淡红，脉细滑，辨证肾阴不足。肾主生殖，肾气盛，天癸至，月事以时下，肾阴不足，肾气虚衰，则天癸早竭，经断不来；肾阴不足，冲任血海亏虚，不能摄精成孕，故见不孕；肾阴不足，不能敛固虚阳，乃见潮热汗出；肾阴不足，不能上济心火，心肾不交，心火偏亢则见眠差、梦多；肾阴不足不能下润阴窍，故见阴道干涩；脉见细滑为阴血不足之象。

【辨证要素】既往月经正常；2 年前月经错后渐至闭经；结婚 2 年未避孕未孕；潮热汗出、阴道干涩、大便不畅、眠差、梦多；舌淡红；脉细滑。

【中医证候】肾阴不足，血海无继。

【治法】补肾填精，养血调经。

【处方】熟地黄 10g，北沙参 15g，女贞子 15g，枸杞子 15g，百合 12g，山药 15g，茯苓 10g，丹参 10g，茜草 12g，益母草 10g，枳壳 10g，月季花 6g，大腹皮 10g，泽兰 10g。30 剂。

【方解】

君药：熟地黄。

臣药：北沙参、女贞子、枸杞子、百合、山药、茯苓。

佐药：丹参、茜草、益母草、泽兰、月季花、枳壳、大腹皮。

施"补"法，以熟地黄滋补肾阴、填精益髓；以柴嵩岩"补肺启肾"之经验药对北沙参、百合补肺阴滋肾水；以柴嵩岩补益肝肾之经验药对枸杞子、女贞子滋补肝肾，助君药熟地黄补肾填精；以茯苓、山药健脾益气，补脾气加强气血化生之力以填充血海。施"化"法、"舒"法，以丹参、茜草、益母草、泽兰、月季花活血化瘀；枳壳、大腹皮行气化浊。"化"法、"舒"法用药，一则佐制熟地黄等养阴之品滋腻之性；二则活血以除滞，气血顺畅，静中有动，达"户枢不蠹"之效。

二诊：2011 年 4 月 2 日。

基础体温呈上升趋势。带下量增多、色稍黄，潮热汗出症状改善，咽痛。舌暗红，脉细滑。

处方：北沙参 15g，玉蝴蝶 3g，女贞子 15g，天冬 10g，丹参 10g，桑椹 10g，金银花 12g，百合 12g，茜草 12g，霍石斛 10g，郁金 6g，大腹皮 10g，枳壳 10g，泽兰 10g，玫瑰花 6g，车前子 10g。50 剂。

首诊药后带下量增多、潮热汗出症状改善，基础体温呈上升趋势，提示肾阴不足、血海亏虚之证有所改善。二诊沿续首诊治法，以北沙参、女贞子、天冬、桑椹、百合、石斛养阴血；佐丹参、茜草、郁金、大腹皮、枳壳、泽兰、车前子、玫瑰花活血行气、化浊利湿；以郁金、玫瑰花活血又兼舒肝解郁；近日兼见咽痛，加玉蝴蝶、金银花清热利咽。

三诊：2011 年 5 月 28 日。

末次月经 2011 年 5 月 23 日，经前基础体温呈单相，经期 3 天，经量少、经色暗。舌嫩红，脉细滑。

处方：北沙参 15g，当归 10g，女贞子 15g，阿胶珠 12g，丹参 10g，月季花 6g，熟地黄 10g，莲子心 3g，合欢皮 10g，钩藤 15g，白芍 10g，菟丝子 15g，萆薢 10g。40 剂。

虽已有月经恢复，经量少，提示冲任血海仍显不足。三诊药用北沙参、女贞子、阿胶珠、当归、熟地黄、白芍滋阴养血；加用菟丝子补肾阳、益肾精；佐莲子心清心火。

四诊：2011 年 7 月 16 日。

末次月经 2011 年 6 月 14 日，经前基础体温呈不典型双相，经期 5 天，经量中。现基础体温呈低温相波动。近日潮热、汗出症状反复。舌淡，脉滑。

处方：枸杞子 15g，何首乌 10g，川芎 5g，当归 10g，夏枯草 12g，桃仁 10g，玉竹 10g，白术 10g，蛇床子 3g，阿胶珠 12g，淫羊藿 5g，杜仲 10g，北柴胡 5g。50 剂。

已有排卵性月经恢复，经量正常；肾精亏虚症状改善；舌由暗红、嫩红转为色淡。治疗至此阶段，可适当加重温肾药之应用。四诊施"补"法，药用枸杞子、何首乌、当归、玉竹、阿胶珠养阴血；同时施"促"法，药用蛇床子、淫羊藿、杜仲温肾助阳、温通血脉；并施"舒"法，药用柴胡舒肝解郁。

五诊：2011 年 12 月 10 日。

末次月经 2011 年 12 月 6 日，末前次月经 2011 年 11 月 1 日。经前基础体温呈单相，经量少、经色暗。诉近日工作压力较大，性情急躁。舌嫩红，脉细弦滑。

处方：北沙参 15g，丹参 10g，川楝子 6g，合欢皮 10g，绿萼梅 6g，金银花 10g，百合 10g，熟地黄 10g，月季花 6g，桃仁 10g，茜草 12g，生甘草 5g，玉竹 10g，莲子心 3g，霍石斛 10g。60 剂。

四诊施温肾助阳治法后，月经恢复一月一行。五诊时又见舌红，为热象之征。五诊调整治法，以滋阴清热、舒肝养血为要。药用北沙参、百合、熟地黄、玉竹、石斛滋阴养血；金银花、生甘草、莲子心清解血热，清心泻火，交通心肾；近日性情急躁，脉细弦，药用川楝子、合欢皮、绿萼梅、月季花，舒肝解郁，调畅气血。

六诊：2012年2月25日。

末次月经2011年12月6日。近日基础体温有上升趋势。舌淡暗，脉沉细滑数。

2011年12月15日激素水平检查：FSH 40.93IU/L；LH 18.02IU/L；E_2 123.97pmol/L。2012年12月18日B超检查：子宫三径3.8cm×3.8cm×3.3cm，子宫内膜厚度0.7cm；左卵巢1.4cm×0.7cm，右卵巢1.3cm×0.7cm。

处方：当归10g，何首乌10g，泽兰10g，茜草12g，枸杞子15g，乌药6g，荔枝核10g，霍石斛10g，熟地黄10g，丹参10g，女贞子15g，浮小麦15g，百合10g，月季花6g，生甘草5g，金银花12g，玉竹10g，生麦芽12g，夏枯草12g，菟丝子15g。40剂。

已持续治疗1年，其间症状改善，有间断月经恢复，血清FSH亦较首诊时降低。现可见舌淡暗，提示脾肾仍虚。六诊治法再以当归、何首乌、枸杞子、石斛、熟地黄、女贞子、百合众药养阴血；再以菟丝子、乌药、荔枝核温补肾阳，温通血脉；再以金银花、生甘草清解血热。

七诊：2012年4月21日。

末次月经2011年12月6日，基础体温呈单相。近日乳头胀疼，带下明显增多，大便稀。舌嫩淡，脉沉滑。

处方：菟丝子15g，山药10g，白术10g，当归10g，茜草12g，合欢皮10g，阿胶珠12g，杜仲炭10g，益母草10g，蛇床子3g，桂圆肉12g，月季花6g，冬瓜皮15g，巴戟天3g。20剂。

近日乳头胀痛，带下量增多，脉见沉滑，提示冲任血海渐充。七诊治法脾肾双补。适时施"促"法，药用菟丝子、杜仲、蛇床子、巴戟天多味，加大温肾助阳之力。仍施"补"法，以当归、阿胶珠、桂圆肉养血；以山药、白术、冬瓜皮健脾祛湿，增强脾之运化功能。

八诊：2012年6月17日。

末次月经 2012 年 5 月 16 日，经前基础体温呈不典型双相（图 14）。现基础体温有上升趋势。舌绛苔黄，脉细滑。

处方：北沙参 15g，茜草 12g，月季花 6g，合欢皮 10g，女贞子 15g，泽兰 10g，丹参 10g，阿胶珠 12g，金银花 12g，荷叶 10g，川芎 5g，枳壳 10g，红花 5g，百合 12g，瞿麦 6g，夏枯草 12g。20 剂。

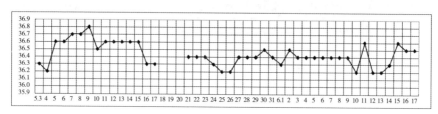

图 14　2012 年 5 月 3 日～6 月 17 日基础体温图

药后有排卵性月经恢复，提示卵巢功能有所改善。现可见舌绛、苔黄，提示阴虚兼夹内热之证。八诊治法再以养阴血为主，佐清热活血通经之法。药用北沙参、百合、阿胶珠、女贞子养阴血；金银花、荷叶、夏枯草清热化浊散结；茜草、月季花、红花、丹参、泽兰活血通经。

九诊：2012 年 8 月 18 日。

末前次月经 2012 年 7 月 9 日。末次月经 2012 年 8 月 6 日，经前基础体温呈不典型双相（图 15）。舌淡红，脉细滑。

处方：枸杞子 15g，北沙参 15g，熟地黄 10g，当归 10g，茵陈 12g，枳壳 10g，夏枯草 12g，炒槐花 6g，玉竹 10g，砂仁 3g，杜仲 10g，月季花 6g，白术 10g，川芎 5g。20 剂。

八诊药后月经尚规律。现可见舌淡红，提示已无湿热之证。九诊仍以枸杞子、北沙参、熟地黄、当归、玉竹滋养阴血；白术、杜仲健脾补肾；茵陈、夏枯草清解湿热余邪并佐制白术、杜仲温燥之性；以砂仁 3g，防滋阴养血药之滋腻；以玫瑰花、月季花、川芎、枳壳活血理气，调畅气血。

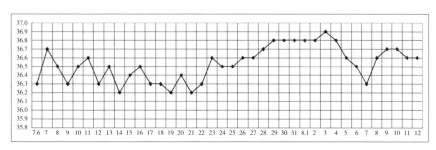

图 15　2012 年 7 月 6 日～8 月 12 日基础体温图

十诊：2012 年 10 月 13 日。

末次月经 2012 年 9 月 17 日，末前次月经 2012 年 8 月 6 日。经前基础体温呈不典型双相。近日潮热症状反复。舌暗，苔白，脉细滑。

2012 年 9 月 20 日激素水平检查：FSH 42.50IU/L；LH 11.20IU/L；E_2<73.40pmol/L。2012 年 9 月 24 日 B 超检查：子宫三径 3.6cm×3.9cm×3.4cm，子宫内膜厚度 0.25cm；左卵巢 2.4cm×0.9cm，右卵巢 1.2cm×0.7cm，未见明显卵泡。

处方：北沙参 15g，金银花 10g，丹参 10g，玉竹 10g，生甘草 5g，夏枯草 12g，桃仁 10g，茜草 12g，阿胶珠 12g，女贞子 15g，山茱萸 10g，苏木 10g，川黄柏 6g，泽泻 10g。20 剂。

近日潮热汗出症状反复，可见舌暗。十诊以北沙参、玉竹、阿胶珠、女贞子、山茱萸滋养阴血；金银花、生甘草、夏枯草、川黄柏清热；丹参、桃仁、茜草、苏木活血。

十一诊：2012 年 12 月 1 日。

潮热汗出症状改善。现又停经 2 月余，基础体温呈低温相。近日带下明显增多。舌淡红，脉细滑。

处方：阿胶珠 12g，泽兰 10g，当归 10g，月季花 6g，菟丝子 15g，桃仁 10g，车前子 10g，三棱 10g，白术 10g，太子参 10g，女贞子 15g，熟地黄 10g，荷叶 10g，百合 12g，香附 10g，郁金 6g，蛇床子 3g。20 剂。

药后潮热汗出症状、舌暗改善，带下量增多，脉见滑象，提示血海渐充。十一诊施"补"法、"促"法、"化"法。以阿胶珠、当归、熟地黄、百合养阴血；加用菟丝子、蛇床子温肾助阳；以泽兰、月季花、桃仁、三棱、郁金众药加大活血化瘀之力。

十二诊：2013 年 3 月 2 日。

末次月经 2013 年 1 月 15 日，经期 4 天，经量少，经前基础体温呈单相。末前次月经 2012 年 12 月 3 日。近日阴道少量粉色分泌物。舌淡嫩，脉沉细。

处方：枸杞子 15g，当归 10g，玉竹 10g，何首乌 10g，菟丝子 15g，远志 5g，茵陈 12g，阿胶珠 12g，白术 10g，太子参 15g，茯苓 10g，牡丹皮 10g，山茱萸 10g，桃仁 10g。20 剂。

十二诊以"补"法为要。药用枸杞子、当归、玉竹、何首乌、阿胶珠、山茱萸养阴血；太子参、白术、茯苓健脾益气，增加气血化生之能力；远志交通心肾。

十三诊：2013 年 5 月 11 日。

末次月经 2013 年 4 月 10 日，经前基础体温呈单相。2013 年 3 月 1 日及 3 月 28 日阴道有少量粉色分泌物。舌红，脉沉滑。

2013 年 4 月 11 日激素水平检查：FSH 26.61IU/L；LH 14.90IU/L；E_2 128.08pmol/L。2013 年 4 月 19 日 B 超检查：子宫大小正常，子宫内膜厚度 0.4cm；左卵巢 1.9cm×1.0cm，右卵巢 1.9cm×0.8cm。

处方：冬瓜皮 20g，北沙参 15g，玉竹 10g，茜草 12g，荷叶 10g，霍石斛 10g，熟地黄 10g，夏枯草 12g，百合 12g，女贞子 15g，玫瑰花 6g，生甘草 5g，钩藤 15g，大腹皮 10g，车前子 10g。40 剂。

经治疗，血清 FSH 水平下降明显。现可见舌红，为热象之征。十三诊治法转以养阴清热为主。药用北沙参、玉竹、石斛、熟地黄、百合、女贞子养阴；荷叶、夏枯草、生甘草清热；冬瓜皮、车前子、大腹皮化湿利湿以佐制养阴药之滋腻。

十四诊：2013 年 7 月 20 日。

末次月经 2013 年 6 月 18 日，经前基础体温呈不典型双相。末前次月经 2013 年 5 月 26 日。舌嫩红，脉细滑。

2013 年 5 月 23 日 B 超检查：子宫大小正常，子宫内膜厚度 0.9cm；右卵巢内可见一直径 1.7cm 卵泡。

处方：北柴胡 5g，金银花 12g，女贞子 15g，生甘草 5g，月季花 6g，桃仁 10g，续断 15g，茵陈 12g，莲子心 3g，山茱萸 10g，百合 12g，地骨皮 10g，当归 10g。40 剂。

按语：本案辨证肾精亏虚，滋补肝肾阴血之"补"法需贯穿治疗过程始终。当滋阴养血之"补"法见到疗效，脉象由沉细见滑象，提示冲任血海充盈至一定程度时，施"补"法同时可施温肾助阳之"促"法，鼓动肾阳；可施"化"法，活血动血，活血理气，血动则生。

案 3　肾虚血亏，冲任不足

赖某，女，20 岁，未婚。首诊日期：2010 年 10 月 16 日。

【主诉】闭经 4 年。

【现病史】14 岁月经初潮，周期 2～3 个月一行，经期 4～5 天，经量少。16 岁时无明显诱因闭经，现闭经 4 年。曾用克龄蒙治疗。现无潮热汗出症状，带下无，阴道干涩，情绪不佳，二便调。舌淡暗，脉细滑。

【孕产史】未婚，无性生活史。

【检查】2010 年 9 月 5 日激素水平检查：FSH 54.70IU/L；LH 24.90IU/L；E_2 147.53pmol/L。2010 年 8 月 26 日 B 超检查：子宫三径 3.9cm×3.4cm×2.7cm，子宫内膜厚度 0.6cm；左卵巢 1.9cm×1.3cm，右卵巢 1.7cm×1.0cm，未见卵泡。

【西医诊断】子宫发育不全，卵巢早衰。

【中医诊断】闭经。

【病证分析】患者 14 岁月经初潮，初潮后即月经稀发、经量少，初潮 2 年后无明显诱因闭经，B 超检查子宫发育不全、双侧卵巢偏小，提示禀赋不足，先天肾气不足。肾为先天之本、元气之根，主生殖，是人体生长、发育的根本。肾气盛，先天化生之天癸方可在后天水谷之精充养之下泌至、成熟，从而以天癸之鼓动，气血下溢胞宫，月经来潮。患者虽可在"二七"天癸至，至而不足，太冲脉衰少，血海溢泻后无力再度充实满盈，月事不能以时下，故初潮后月经稀发渐至闭经。肾阴不足，故见带下无、阴道干涩诸症；舌淡、脉细滑，为脾肾气不足之象；舌暗为血瘀阳虚之征。

【辨证要素】14 岁月经初潮；初潮后即月经稀发、经量少；16 岁无诱因闭经；子宫发育不全、双侧卵巢偏小；带下无、阴道干涩、情绪不佳；舌淡暗，脉细滑。

【中医证候】肾虚血亏，冲任不足。

【治法】滋阴养血，补肾调经。

【处方】菟丝子 20g，北沙参 12g，百合 12g，玉竹 10g，丹参 10g，泽兰 10g，益母草 10g，茜草 10g，金银花 12g，月季花 6g，生甘草 5g。20 剂。

【方解】

君药：菟丝子、北沙参。

臣药：百合、玉竹、丹参、益母草、茜草、泽兰。

佐、使药：月季花、金银花、生甘草。

针对肾虚血亏之证，施"补"法。以菟丝子、北沙参共为君。菟丝子平补肝肾，助阳益精；北沙参补肺启肾；百合、玉竹为臣，助君药养阴润燥。君、臣诸药，补肾养阴，平而不腻。施"化"法，丹参、益母草、茜草、泽兰亦为臣，活血通经。闭经数年，因患病情绪不佳，久而致郁，首诊方佐月季花舒肝兼能活血。首诊时尚未见明显热象，考虑郁久可致热，热盛尤伤阴血，治未病，以柴嵩岩清热之经验药对金银花、生甘草清解，防血分之热证。

二诊：2010 年 11 月 27 日。

基础体温呈单相。带下量少。舌肥暗淡，脉沉细滑。

处方：枸杞子 15g，墨旱莲 15g，当归 10g，生甘草 5g，桑寄生 15g，泽泻 10g，茜草 12g，三棱 5g，冬瓜皮 15g，阿胶珠 12g，桂圆肉 12g，淫羊藿 10g，桃仁 10g。40 剂。

首诊时即已见舌淡、脉细滑脾肾气不足之象。至二诊时见舌肥淡暗、脉沉细滑，脾肾阳虚之象愈明显。二诊施"补"法侧重补脾肾，兼施"化"法、"清"法化瘀滞、清热。以桂圆肉、淫羊藿甘、温之性温补脾肾；枸杞子、桑寄生、墨旱莲补益肝肾；阿胶珠、当归补血滋阴；茜草、桃仁活血化瘀；三棱动血行气；生甘草、冬瓜皮、泽泻清热解毒、利水渗湿。

三诊：2011 年 1 月 15 日。

基础体温呈单相。带下略黄、量少。舌肥绛，苔黄，脉细滑。

处方：北沙参 20g，茜草 10g，丹参 10g，玫瑰花 5g，桃仁 10g，生甘草 5g，百合 12g，月季花 6g，女贞子 20g，瞿麦 6g，延胡索 10g，杜仲 10g，菟丝子 20g，茯苓 10g，绿萼梅 10g。40 剂。

二诊药后带下色黄，舌绛，舌苔黄，提示热象之征。二诊用甘、温之桂圆肉、淫羊藿温补脾肾时，已用甘、平、微凉之生甘草、墨旱莲佐制。目前看，桂圆肉、淫羊藿恐仍显温燥。三诊"补"法改以杜仲、菟丝子、茯苓，平补脾肾，不温不燥；再以柴嵩岩"补肺启肾"之经验药对北沙参、百合补肺阴滋肾水；女贞子滋补肝肾。

四诊：2011 年 3 月 5 日。

基础体温呈单相。带下量正常，二便调。舌肥暗红，苔黄薄，脉细滑。

处方：北沙参 15g，丹参 10g，桃仁 10g，茜草 12g，月季花 6g，槐花 6g，金银花 12g，墨旱莲 15g，菟丝子 20g，川芎 5g，大腹皮 10g，女贞子 15g，莲子心 3g，红花 5g，川牛膝 10g，瞿麦 6g。40 剂。

三诊药后带下量增多，提示血海有所恢复；舌色由绛转至现暗红，舌苔由黄转至现薄黄，提示热象减轻。四诊"补"法以柴嵩岩补益肝肾之经验药对女贞子、墨旱莲滋补肝肾；"清"法以金银花、槐花、莲子心清解血分、阳明经、少阴经之热。

五诊： 2011 年 4 月 23 日。

基础体温呈单相。带下量正常，二便调。舌肥暗，苔白，脉细滑。

2011 年 4 月 21 日激素水平检查：FSH 53.05IU/L；LH 13.76IU/L；E$_2$ 206.40pmol/L。

处方：何首乌 10g，当归 10g，茜草 12g，生麦芽 12g，薏苡仁 20g，桂圆肉 12g，白术 10g，茵陈 12g，茯苓 10g，杜仲 10g，川芎 5g，菟丝子 20g。30 剂。

现舌肥暗、苔白，提示已无热象。五诊药用桂圆肉、白术、茯苓、菟丝子、杜仲温补脾肾；何首乌、当归养血；生麦芽、薏苡仁、茵陈利湿；茜草、川芎活血调经。

六诊： 2011 年 6 月 18 日。

末前次月经 2011 年 4 月 25 日，末次月经 2011 年 6 月 8 日，经期 5 天，经色、量正常，经前基础体温呈不典型双相。乳房增长。舌暗红，脉细滑有力。

处方：枸杞子 15g，生麦芽 12g，女贞子 15g，续断 15g，桃仁 10g，月季花 6g，茜草 12g，红花 5g，百合 10g，丹参 10g，金银花 12g，阿胶珠 12g，当归 10g，车前子 10g，川芎 5g。40 剂。

已治疗 8 个月。有排卵性月经恢复。现乳房增大，脉滑有力，提示冲任血海充盈。现可见舌暗红，提示瘀热之象。六诊调整"补""促"治法用药权重，酌加养阴血之力，药用枸杞子、女贞子、百合、阿胶珠、当归众药补养阴血；酌减助阳之力，仅以续断一味温补肝肾，兼可通利血脉。再以金银花清血分瘀热。

七诊： 2011 年 9 月 3 日。

近 3 个月月经恢复 30 ~ 40 天一行。末次月经 2011 年 8 月 15 日，经前基础体温呈不典型双相。末前次月经 2011 年 7 月 3 日。舌暗红，脉细滑。

处方：当归 10g，地骨皮 10g，墨旱莲 15g，北沙参 15g，月季花 6g，覆盆子 15g，郁金 6g，百合 10g，夏枯草 12g，浙贝母 10g，茯苓 10g，冬瓜皮 20g，蛇床子 3g。40 剂。

八诊：2011 年 11 月 26 日。

末次月经 2011 年 11 月 19 日，末前次月经 2011 年 10 月 29 日。有带下。舌肥绛，脉细滑。

处方：枸杞子 15g，鱼腥草 10g，川芎 5g，熟地黄 10g，大腹皮 10g，荷叶 10g，月季花 6g，桃仁 10g，生甘草 6g，枳壳 10g，红花 6g，柴胡 3g，百合 10g，茯苓 10g，女贞子 15g，杜仲 10g。50 剂。

九诊：2012 年 2 月 11 日。

末次月经 2012 年 1 月 13 日，末前次月经 2011 年 12 月 12 日，经前基础体温均呈不典型双相。现基础体温呈上升趋势。大便稍稀。舌淡红，苔黄薄，脉细滑。

处方：北沙参 15g，荷叶 10g，泽泻 10g，茜草 12g，丹参 10g，益母草 10g，合欢皮 10g，百合 12g，枳壳 10g，茯苓 10g，月季花 6g，菟丝子 20g，茵陈 12g，白扁豆 10g，杜仲 10g。20 剂。

十诊：2012 年 4 月 21 日。

末次月经 2012 年 2 月 12 日，末前次月经 2012 年 1 月 13 日，经前基础体温均呈不典型双相。舌嫩暗，脉细滑。

处方：茯苓 10g，何首乌 10g，川芎 5g，生麦芽 12g，丹参 10g，月季花 6g，菟丝子 15g，杜仲 10g，泽兰 10g，川楝子 6g，百合 12g，夏枯草 12g，苏木 10g。20 剂。

十一诊：2012 年 7 月 7 日。

末次月经 2012 年 5 月 25 日，末前次月经 2012 年 4 月 25 日，经前基础体温均呈不典型双相。舌肥暗，脉细滑。

处方：当归 10g，茜草 12g，川芎 5g，菟丝子 15g，丝瓜络 15g，月季花 6g，桃仁 10g，薏苡仁 15g，白术 10g，杜仲 10g，菟丝子 15g，蛇床子

3g，玫瑰花 5g，郁金 6g，益母草 10g，荷叶 10g。40 剂。

十二诊：2012 年 10 月 6 日。

末次月经 2012 年 9 月 12 日，末前次月经 2012 年 8 月 12 日。现基础体温呈单相波动。舌绛，苔黄白干，脉细滑。

处方：北柴胡 5g，郁金 6g，荷叶 10g，生麦芽 12g，丹参 10g，玉竹 10g，益母草 10g，百合 12g，侧柏炭 15g，金银花 12g，大腹皮 10g，炒槐花 6g，女贞子 15g。20 剂。

十三诊：2013 年 1 月 5 日。

末次月经 2012 年 12 月 12 日，末前次月经 2012 年 11 月 16 日。现基础体温呈单相波动。舌绛红，脉细滑。

2012 年 12 月 12 日激素水平检查：FSH 17.93IU/L；LH 4.15IU/L；E_2 94.61pmol/L。

处方：北沙参 12g，丹参 10g，赤芍 10g，益母草 10g，川芎 5g，合欢皮 10g，茵陈 12g，百合 12g，茜草 12g，金银花 12g，玉竹 10g，女贞子 15g，霍石斛 10g，炒槐花 6g，川楝子 6g，泽兰 10g。40 剂。

按语：本案首诊始于 2010 年 10 月 16 日，至末诊 2013 年 1 月 5 日，治疗历时 2 年余。治疗后期，恢复排卵性月经，血清 FSH、LH 改善。

患者初潮后即月经稀发，初潮 2 年后闭经，子宫发育不全并双侧卵巢偏小，提示先天禀赋不足，素禀肾虚。在补肾之总体治则下，本案治法特点：①辨阴、阳之转变。见肾阳不足之征，补阴同时亦温补肾阳，于阴中求阳。②见热象，清热同时亦修正、调整"补"法之用药。③施滋阴养血之"补"法时，亦考虑药物滋腻之性久用恐有生湿阻络之弊。在施"利"法祛湿同时，兼顾酌加少许温肾助阳药，温动肾阴使其静中有动。④活血化瘀之"化"法贯穿本案治疗过程始终。本案患者相对年轻，子宫发育不全并双侧卵巢偏小，可施活血化瘀之法助其恢复。